La théorie de l'émotion

Psychanalyse et Civilisations
Série Trouvailles et Retrouvailles
dirigée par Jacques Chazaud

Renouer avec les grandes œuvres, les grands thèmes, les grands moments, les grands débats de la Psychopathologie, de la Psychologie, de la Psychanalyse, telle est la finalité de cette série qui entend maintenir l'exigence de préserver, dans ces provinces de la Culture et des Sciences Humaines, la trace des origines. Mais place sera également donnée à des Essais montrant, dans leur perspective historique, l'impact d'ouverture et le potentiel de développement des grandes doctrines qui, pour faire date, continuent de nous faire signe et nous donnent la ressource nécessaire pour affronter les problèmes présents et à venir.

Déjà parus

Enrique Pichon-Rivière, une figure marquante de la psychanalyse argentine, Eduardo MAHIEU et Martín RECA (dir.), 2006.
Une psychothérapie existentielle : La logothérapie de Viktor Frankl, Pascal Le VAOU, *2006.*
L'esprit et le corps, Alexander BAIN, 2005.
La folie au naturel. Le Premier Colloque de Bonneval comme moment décisif de l'Histoire de la Psychiatrie, J. CHAZAUD et L. BONNAFE, 2005.
Unica Zürn et l'homme jasmin, J.-C. MARCEAU, 2005.
La médecine psychologique, P. JANET, 2005.
Le déchiffrement de l'inconscient, H. EY, 2005.
L'évolution psychologique de la personnalité, P. JANET, 2005.
Ey-Lacan du dialogue au débat ou l'homme en question, M. CHARLES, 2004.
La spiritualité en perspectives, J. CHAZAUD (sous la dir.), 2004.
Psychanalyse des psychonévroses et des troubles de la sexualité, S. NACHT, 2004.
Humeur, passion, pulsions, J. GILLIBERT, 2004.
Les hallucinations, J. LHERMITTE, 2004.
Essai sur le syndrome psychologique de la catatonie, H. ELLENBERGER, 2004.
La notion d'ambivalence, J. BOUTONIER, 2004.

William JAMES

La théorie de l'émotion

Avant-propos de Jacques Chazaud

Introduction de Georges Dumas

L'Harmattan
5-7, rue de l'École-Polytechnique ; 75005 Paris
FRANCE

L'Harmattan Hongrie
Könyvesbolt
Kossuth L. u. 14-16
1053 Budapest

Espace L'Harmattan Kinshasa
Fac..des Sc. Sociales, Pol. et Adm. ;
BP243, KIN XI
Université de Kinshasa – RDC

L'Harmattan Italia
Via Degli Artisti, 15
10124 Torino
ITALIE

L'Harmattan Burkina Faso
1200 logements villa 96
12B2260
Ouagadougou 12

4ème édition, Félix Alcan, 1913

http://www.librairieharmattan.com
diffusion.harmattan@wanadoo.fr
harmattan1@wanadoo.fr

ISBN : 2-296-00893-3
EAN : 9782296008939

Avant-propos

« JAMES est parfois considéré comme l'exemple paradigmatique du psychologue humaniste pour qui le sentiment personnel du vécu est le fait essentiel de la psychologie. Mais, dès le départ, il est évident que sa formation physiologique a eu un profond retentissement sur sa façon d'aborder ses recherches en psychologie ».

(PR GRAHAM BIRD, Manchester 1995)

WILLIAM JAMES (1842-1910), est né à New York dans une famille fortunée d'origine irlandaise. Fils d'un ancien étudiant en théologie calviniste rallié, après une « crise », aux doctrines swedenborgiennes mais resté un esprit ouvert, féru de libres discussions philosophiques, chaud partisan des Républicains antiségrégationnistes et grand voyageur, WILLIAM, frère aîné de l'illustre écrivain HENRY JAMES, a laissé *une œuvre considérable qui n'a jamais connu de « purgatoire ».* Les pérégrinations familiales lui donnèrent une « éducation européenne », très largement francophone. Nous pouvons faire abstraction des promenades anglo-françaises du bambin en 43-45. Adolescent, il fréquenta (de 55 à 57) une école suisse puis fut élève au Collège de Boulogne-sur-Mer avant d'être admis, à 15 ans, dans l'atelier de peinture de Léon COIGNET à Paris, tout en suivant un enseignement d'instruction générale. De retour en Amérique, il reprit sa scolarité erratique à Newport et Rhode Island, repartit à Genève en 59 avant de reprendre, en 60, une année de beaux-arts à Newport chez W. M. HUNT. En mauvais état physique, il s'inscrivit, à 19 ans (en 1861), à l'Ecole scientifique Lawrence de Harvard , puis (en 63) à son Université pour y entreprendre son *cursus médical.*

Il est trop peu connu qu'artiste « raté », malgré un coup de crayon confirmant un talent certain (il refusera en 1905 d'être élu membre de l'Académie américaine des Arts et des lettres), **JAMES fut donc d'abord un médecin et un physiologiste**. Étudiant, il fut membre (en 1865) de *l'expédition scientifique* d'Agassiz au Brésil où la variole acheva de débiliter sa constitution physique et sa santé fragiles. À 24 ans (66) il était *Interne à l'Hôpital général de Boston.* Il soutint sa *thèse en 1869,* après avoir passé une année à étudier la physiologie à Berlin, chez von HELMHOLTZ et VIRCHOW, auprès de qui il acquit la manie de parsemer ses œuvres des néologismes abstraits propres aux penseurs de langue allemande, alors qu'il mettait un point d'honneur à écrire en « *plain english* » (anglais familier).

En 1872, il fut nommé « *Instructor* » (***Maître de Conférences)*** de Physiologie et d'Anatomie. Dès 75, il inaugura pour les nouveaux diplômés (« *graduates* ») des Cours sur les *Rapports de la Psychologie et de la Physiologie*, puis sur *l'Evolution*, avant d'être promu ***Professeur adjoint de Physiologie***.

Après une escapade Européenne en 79, qui lui permit de rencontrer, ente autres, SPENCER et BAIN, c'est en 80 que celui qui fut - sur les traces de son père dont il était le portrait vivant - un voyageur de l'esprit autant qu'un promeneur dans le monde, changea de carrière en faisant un « **aller/retour** » **philosophique**. D'abord ***Professeur assistant***, il rendit visite à ERNST MACH en 82. Il fut ***titularisé en 85***, tandis qu'il fondait la *Société américaine de recherches psychiques*... Mais il s'offrit l'intermède d'un ***Professorat de Psychologie*** en 89, année où, après un détour par Londres, Dublin et Edinburgh, il rencontra au *Congrès de psychologie physiologique* de Paris PIERRE JANET qu'il retrouvera en 1904. Il reviendra à son ancienne chaire en 92 et en démissionnera en 1907, non sans rester Conférencier (aux Universités de Columbia, Boston, Oxford, Manchester, Aberdeen) jusqu'à sa mort à l'âge de 68 ans, dans sa villa de Chocorua, après avoir vainement cherché en Allemagne un cardiologue salvateur.

Pendant sa « *période psychologique* », **la physiologie** - même s'il n'y réduisait pas toujours ses trouvailles (telle celle de sa description du « courant de conscience » avant que de s'interroger sur l'existence même de la conscience) - **garda pour JAMES un rôle essentiel** qui n'échappera pas à la sagacité d'un BERGSON. On sait qu'il s'opposa aux idées sur « *la sensation centrale d'innervation* » lors du sentiment d'effort, et que ce qu'il allait développer - non sans faire quelque scandale - sur ***la nature de l'émotion*** (avancée pour la première fois dans la revue *Mind* de 1884) relevait du « paradigme » d'époque d'un *continuum* entre réflexe, instinct et action dite idéomotrice. « **Chaque émotion (...) a pour cause un processus physiologique que nous avons appris à connaî-**

tre, le réflexe que déclenche l'excitation venue de l'objet ». Le modèle est simple; c'est celui de la percussion rotulienne qui nous fait « prendre conscience » de l'extension automatique de la jambe ! Voilà qui peut justifier que GEORGES DUMAS demande, dans son « introduction », qu'*on laisse la question de la théorie de l'émotion à la discussion des physiologistes* plutôt qu'à celle des philosophes. On sait que ceux-ci n'acceptèrent pas si facilement d'être congédiés; particulièrement en France où, après RENOUVIER ET JANET, JAMES s'était particulièrement lié d'amitié avec BERGSON, et où SARTRE devait, ultérieurement, « esquisser » une très brillante critique « phénoménologique » de la théorie de l'émotion dont j'ai argumenté ailleurs la portée spéculative (qu'un RICŒUR qualifiera d'« idéaliste ») et... les limites cliniques.

Il faudrait, encore, souligner que JAMES n'était pas que médecin; mais qu'il a toujours été, de surcroît, un ***médecin malade***. De santé fragile, il connaissait d' « expérience » *l'influence des états corporels sur les variations de l'humeur.* Toute sa vie, il fut atteint d'*épisodes d'« épuisement nerveux » récurrents,* avec leur cortège de fatigue, insomnie, etc. Après une première atteinte en 61, son séjour berlinois (67-68) fut marqué par un abattement profond avec idées suicidaires, empêtré qu'il se sentait dans un pénible conflit entre ses études scientifiques et ses aspirations religieuses, même s'il continua, alors, observations et lectures (celle de RAVAISSON lui apportant quelque réconfort...). Sa thèse soutenue, il restera enfermé chez son père dans un état de quasi inertie et d'inhibition anxieuse, « au bord de la folie », jusqu'à sa reprise universitaire de 72. Son mariage, en 78, coïncidera avec une amélioration spectaculaire de ses accès qui devinrent, dès lors, suffisamment modérés pour ne plus entraver sa prodigieuse productivité intellectuelle, ni sons sens de l'humour; il les soignait par sa dromomanie transatlantique. Il attribuait ce qui, en son temps, devait passer pour une « neurasthénie » (mais que l'illustre neurologue et introducteur de la psychanalyse aux « *States* », JAMES JACKSON PUTNAM, qu'il consultera et qui le tenait en grande estime, attribuait déjà à une « névrose dépressive »), aux séquelles de son expédition brésilienne et un terrain prédisposé. La « prédisposition » familiale semble en effet probable, à considérer « l'originalité » paternelle, la personnalité de son génial cadet HENRY - réformé pour « maladie inconnue » lors de la guerre civile, puis tenu pour un raté expatrié avant de connaître la gloire -, et la brève existence souffreteuse de sa très douée sœur ALICE, auteur d'un *Journal* toujours admiré...). Ça n'est probablement pas gratuitement que WILLIAM ventera, dans ses conférences sur *Les variétés de l'expériences religieuses,* les avantages, pour laisser sa marque sur l'évolution de la pensée humaine, d'être porteur d'un « tempérament psychopathique » lorsque celui-ci s'allie à une intelligence supérieure...

En 1898, la maladie cardiaque fit brutalement connaître à JAMES l'angoisse nue. Curieusement, comme pour s'auto-réfuter, il fit désormais preuve de la plus grande distanciation devant ses maladies. Passant en mai 1905 (entre Cannes et Cambridge) à Genève chez CLAPAREDE, JAMES écrivait à BERGSON pour retarder son invitation à Paris : « C'est un peu humiliant d'avoir à se plaindre de son système nerveux, mais à la guerre comme à la guerre et ma guerre, à moi, je la fais contre cet ennemi intime ». En 1909, S. FREUD fera part de son souvenir ému et admiratif du stoïcisme tranquille avec lequel JAMES, sentant débuter une crise d'*angor pectoris*, lui confia sa serviette en le priant de continuer seul, le temps qu'il se remette, alors qu'ils devisaient, entre deux des cinq conférences du Viennois invité par Stanley HALL, lors d'une promenade dans les jardins de la Clark University (Worcester, Massachusetts). L'histoire ne dit pas s'ils parlaient d'affects et de représentations, ou du temps qu'il faisait et du paysage…

*

* *

Nous l'avons déjà remarqué : JAMES ne connut jamais le purgatoire. Pour rester « entre physiologistes », relevons ici qu'en 1995 (*L'erreur de Descartes*, rééditée en 2005 chez O. Jacob) et, en 99, (*Le sentiment même de soi*), ANTONIO DAMASIO se réclame encore - sous une forme, il est vrai, quelque peu aménagée, et en distinguant formellement les sentiments des émotions - de la théorie qui déclencha tant d'émotion lorsqu'elle fut professée pour la première fois. Il faut bien dire qu'on sursaute - plus qu'en lisant : « je vois un ours, je tremble; j'ai peur *parce que* je tremble » ou « je suis insulté, je frappe, je suis en colère *pour cela* » - en découvrant la « choquante » affirmation qu'***en voyant son enfant mort on était triste « parce qu'on pleurait », et non - en pareille circonstance - qu'on pleurait par profonde affliction !*** Ce à quoi l'Américain répondait qu'il n'entendait rien d'autre, par cet énoncé, que *« redonner du corps » à l'émotion*. Cependant, *ce « donner corps », non plus expressif, mais générateur*, se réduirait à des *variations organiques « périphériques » (essentiellement viscéro-végétatives)* traduites en termes psychiques « à mesure » qu'elles se produisent.

Le présentateur des textes les plus représentatifs la théorie jamesienne, GEORGES DUMAS - qui reprendra avec une autre ampleur l'ensemble de la question des bases et des expressions des émotions dans son incomparable *Traité* (puis *Nouveau Traité*) *de Psychologie* - s'emploie surtout ici à montrer en quoi elle diffère de celle, quasi contemporaine (1887), du Professeur danois de physiologie CARL GEORG LANGE avec laquelle, et JAMES n'est pas en cela innocent, elle est trop souvent confondue (théorie dite de JAMES-LANGE, voire DE LANGE-JAMES !). Inutile de s'y étendre, puisqu'on va pouvoir la lire. Notons, simplement, en passant, que DUMAS, pourtant largement séduit, à l'époque (1902), par l'opinion de James, émettra cette *réserve capitale* que certains affects pourraient relever directement de l'*état fonctionnel des centres* et que **la véritable question n'est pas de savoir « si le sentiment est autonome ou non par rapport au corps, mais simplement s'il est tout entier d'origine périphérique ou partiellement cérébral ».**

Je ne reprendrai pas ici le vaste **panorama des études neuro-anatomo-physiologiques de plus en plus détaillées** que j'ai développé sur « *L'émotion : de*

JAMES à la suite »[1], depuis les premières et remarquables, expérimentations de Sir CHARLES SHERRINGTON (en 1906), jusqu'à nos jours (où dominent les travaux de CANNON, BARD, PAPEZ, MAC LEAN, KLÜVER et BUCY, LINDSLEY, sans oublier les français comme KARLI etc...) qui ***confirment apparemment l'hypothèse d'une origine « centrale » de l'émotion***, grâce à de *vastes et complexes circuits* (qui ont d'ailleurs connu de nouveaux développement depuis 1999[2]) ***impliquant les formations encéphaliques corticales, limbiques, thalamiques, hopotalamo-bulbaires comme « sièges » de l'attention, de la cognition, des affects, des instincts et les centres de la vie végétative et de la motricité expressive automatique***. Pour prendre un raccourci schématique, la vision d'un visage « effrayant » serait conduite au thalamus faisant relais pour une transmission directe et rapide de « l'information » à l'amygdale temporale qualifiée (un peu rapidement) de « centre de la peur ». Une voie plus lente, thalamo-corticale, la transmettrait aux zones visuo-cognitives qui « apprécieraient » alors si le danger est véritable ou non, avec retour vers l'amygdale pour faciliter ou inhiber les réactions de fuite et leur cortège végétatif...

Il n'en reste pas moins quelques ***faits troublants***. Comme ceux rapportés dans les années 1980 par une chercheuse du C.N.R.S., S. BLOCH, qui s'inspirant (c'est le cas de le dire !) D'ANTONIN ARTAUD, qui

---

[1]) *Evol Psychr* 2000; 65 : 395-407.

[2])Voir les *Annals* n°s 821 et 877 de la New York Academy of Sciences.

écrivait dans *Le théâtre et son double* : « le souffle accompagne le sentiment, et on peut pénétrer dans le sentiment par le souffle à condition d'avoir su discriminer dans le souffle *celui qui convient* à ce dernier », a expérimenté, sur cette base. En s'appuyant alors sur des enregistrements variés, elle montrait *l'interdépendance des modèles effecteurs/ mimiques/posturaux/respiratoires.* En interrogeant des sujets « naïfs », elle constatait que la plupart d'entre eux déclaraient, en effet, qu'ils étaient *entrés dans l'état émotionnel proposé en en mimant la respiration caractéristique,* retrouvée sur les graphiques, et qu'en prolongeant l'exercice la réaction devenait plus intense. Au point même, qu'il serait souvent nécessaire d'employer des « techniques de sortie de l'émotion » pour une « remise à neutre » ! Pour S. Bloch c'est là une démonstration qui « ***rejoint la théorie déjà ancienne de JAMES-LANGE*** »[1]. Elle relève toutefois, que *la répétition finissait par émousser l'impact subjectif* (ce par quoi elle explique le « paradoxe du comédien » de DIDEROT)... Ces « entrées » en émotions de comédie sont-elles dépourvues de tout « biais »[2] ? Il est vrai

---

1) JAMES, qui connaissait les changements de respiration liés à l'expression selon Charles BELL, a écrit : « Restez dans une attitude prostrée et *soupirez*; vous deviendrez triste ». J'ignore si ARTAUD l'avait lu. Mais je sais qu'actuellement les cures de « rigolade » (induites par l'imitation des modalités expiratoires typiques) sont très mode. Quant à la relaxation, elle suggère une *respiration calme et profonde* associée aux sensations de lourdeur et de chaleur...

2) Il est difficile de comprendre, dans le cas d'entrée « périphérique » en émotion comment, maximalisant les expériences de SHERRINGTON sur des chiots « apesthésiés » avant tout apprentissage, DE SOMMERS et HEYMANS ont pu obtenir des

qu'on pourrait invoquer en leur faveur - pourquoi pas ? - un PASCAL préconisant aux incroyants, afin de ressentir la foi, de se mettre à genoux et de prier, et aussi bien que les hypnotiseurs du XIX° qui affirmaient, qu'en leur faisant prendre les postures convenantes, ils déclenchaient chez leurs sujets les émotions conformes...

Alors, *en aurons nous jamais fini avec JAMES* ? Le « bouleversement » engendré émotionnellement par sa théorie n'a toujours pas épuisé ses effets. Ce qui méritait bien qu'on réédite le présent ouvrage, quand bien même une partie de son « exposition » a déjà été reproduite, depuis, dans les traductions de ses gros Manuels de psychologie générale. L'avantage de cette reprise est, outre la différenciation clairement établie, que nous avons déjà soulignée, faite par G. DUMAS avec les conceptions de LANGE, dans la reprise des compléments, jamais intégrés ailleurs, des *articles antérieur (1884) et postérieur (1890) aux célèbres « Principles » de 1892*. Ce qui n'est pas sans donner une configuration plus précise à la pensée de leur auteur et nous informer sur les réponses argumentées qu'il faisait à ses critiques contemporains.

JACQUES CHAZAUD
Membre de l'Académie des Sciences de New York

---

manifestations émotionnelles sur des têtes de chiens maintenues en survie artificielle par branchement sur un circuit d'irrigation vasculaire... J'ai pu assister à la projection cinématographique de pareilles expériences impressionnantes, reproduites par les Russes, dans les années 1955...

INTRODUCTION

C'est un grand regret pour beaucoup de philosophes que l'œuvre entière de M. William James ne soit pas traduite en français. Ses *Principes de Psychologie* ont leur place marquée dans toutes les bibliothèques à côté de ceux de Spencer et je fais des vœux pour que la lecture en devienne un jour accessible à tous nos compatriotes.

A défaut d'une traduction complète, voici qu'on nous offre aujourd'hui, avec la bienveillante autorisation de l'auteur, une traduction de ce qu'on peut appeler « sa théorie émotionnelle ». M. James a exposé plusieurs fois cette théorie, d'abord en 1884, dans un article du *Mind* intitulé « qu'est-ce qu'une émotion [1] ? » puis en 1890 dans le chapitre XXIV de ses *Principes de Psychologie* [2], il y

1. *Mind*, IX, 1884, *What is an Emotion?*
2. *The Principles of Psychology*, Chapter XXIV, New-York, 1890.

est revenu enfin en 1894, dans un article de la *Psychological Review* intitulé : « La base physique de l'Émotion [1]. »

Traduire intégralement l'article du *Mind* et le chapitre XXIV des *Principes* eût été s'exposer à des redites inutiles : pour les éviter on n'a traduit dans sa totalité que le chapitre XXIV qui reproduit l'article en le développant et contient l'exposé le plus ample de la thèse. Puis, sous forme d'addition, on a cité quelques passages de l'article qui ont paru compléter sur divers points la pensée du maître. Enfin on a traduit tout entier l'article de la *Psychological Review* qui répond à quelques objections.

C'est donc une œuvre un peu artificielle que cette traduction ; elle n'a pas la belle unité qu'elle aurait eue si M. James avait vraiment écrit un opuscule sur les émotions ; elle ne correspond qu'à une partie fragmentaire de son œuvre et à des morceaux choisis.

Telle qu'elle est, je la crois cependant très utile et appelée à quelque succès.

Ce n'est pas que la théorie émotionnelle de M. James soit inconnue en France. M. Ribot, qui l'exposa le premier dans son cours du Collège de

1. Psychological Review. Septembre 1894. *The physical basis of Emotion.*

France, en 1888, l'a brièvement résumée depuis dans sa *Psychologie des sentiments*[1]; le regretté Marillier a eu l'occasion de la reprendre en 1893 dans les articles de la Revue Philosophique qu'il a consacrés à la philosophie de M. James et j'en ai moi-même traduit une partie et fait un exposé sommaire dans un ouvrage récent[2]. Mais ces résumés ne pouvaient pas suffire à présenter dans son ingénieuse complexité la théorie de M. James ; en fait, on la confond presque toujours chez nous avec la théorie analogue de Lange que l'on connaît beaucoup mieux parce qu'elle est traduite[3] mais qui, à bien des égards, ne la vaut pas, et l'on discute en bloc une sorte de théorie composite où se retrouvent mêlées, à doses inégales, les idées du philosophe américain et du physiologiste danois.

Cette traduction aura pour premier résultat de remettre les choses en leur place, et puisque aussi bien je me permets de la présenter aux lecteurs, peut-être ne sera-t-il pas inutile de comparer ici la théorie de M. James avec celle de Lange, avant de la caractériser en elle-même et de l'opposer aux théories qu'elle combat.

1. *La Psychologie des Sentiments.* F. Alcan, 1896.
2. *La Tristesse et la Joie.* F. Alcan, 1900.
3. *Les Emotions.* 2e édit., F. Alcan, 1902.

I

Lange commence par remarquer que pour définir les émotions on se contente de faire appel aux souvenirs de chacun. « Nous savons tous ce qu'il faut entendre par la joie, nous connaissons tous la tristesse par une expérience quotidienne. » Tant qu'on s'en tiendra à ces évocations intimes, on devra, pense-t-il, renoncer à une connaissance précise des émotions ; ce qu'il faut chercher, au contraire, ce sont les signes objectifs de la tristesse et de la joie, les marques impersonnelles qui nous permettent de sortir des impressions purement subjectives. La science est toujours à ce prix. L'étude des couleurs ne fut scientifique que le jour où Newton découvrit un caractère objectif, la différence de réfrangibilité des rayons colorés ; faisons de même pour les émotions ; renonçons à l'introspection de la conscience pour trouver des caractères objectifs et donner à nos recherches un point de départ scientifique.

Or ces caractères objectifs tout le monde les connaît : ce sont des gestes, des attitudes, des phénomènes organiques auxquels un observateur attentif ne peut se méprendre ; Lange les décrit en détail dans la joie, la tristesse, la colère, la peur, le désappointement, l'embarras, l'impatience, et, pour ordonner sa description, il étudie séparément les modifications subies par les muscles de la vie de relation, par les muscles des viscères et les muscles vaso-moteurs.

Tous ces systèmes peuvent recevoir une innervation trop forte, trop faible ou irrégulière, d'où contraction, relâchement, ataxie ; et, comme ils peuvent être affectés différemment dans une même émotion, on prévoit tout de suite une variété infinie de combinaisons, surtout si l'on tient compte des changements secondaires déterminés par les modifications vasculaires dans l'activité motrice, sécrétoire, sensitive, intellectuelle, etc., etc.

Voici par exemple la joie ; analysons l'ensemble des caractères qui l'expriment : dans les muscles de relation l'innervation est augmentée ; l'homme joyeux se sent léger, il gesticule (les enfants sautent et frappent des mains) ; le visage prend une forme arrondie, le larynx fonctionne de lui-même ; ce sont des chansons, des éclats de voix et des cris. Dans les muscles viscéraux nous ne constatons rien d'anormal mais l'innervation vasomotrice diminue ; les artérioles se dilatent ; la peau, qui reçoit plus de sang, rougit et s'échauffe ; les sécrétions, celles de la salive en particulier, augmentent visiblement et les larmes viennent souvent aux yeux.

La circulation plus rapide facilite la nutrition des tissus; toutes les fonctions s'accomplissent mieux, le corps est plus robuste et plus sain, l'esprit plus actif; on dit avec raison que la joie rajeunit.

En procédant de la sorte pour les autres émotions, Lange arrive au tableau schématique ci-après que l'analyse précédente me dispense d'expliquer plus longuement.

Sans doute il y aurait beaucoup à dire contre une schématisation aussi artificielle et surtout aussi précise des états émotionnels : la joie peut être muette et non bruyante, la peur donner des ailes et non paralyser.

Lange est le premier à se faire des objections de ce genre, mais il n'a pas la prétention d'épuiser le sujet, ni de décrire toutes les variétés possibles d'émotions; il veut seulement prendre quelques cas typiques, conventionnels même, en négligeant de parti pris les faits exceptionnels. Son dessein n'est pas en effet d'étudier l'émotion sous toutes ses formes, mais d'en définir la nature, et les exemples cités lui suffisent amplement pour cette définition.

Avant de la tenter, nous pouvons cependant pour simplifier les données du problème, classer en deux groupes tous les phénomènes que nous venons d'énumérer, et distinguer seulement des phénomènes d'innervation musculaire et des phénomènes vaso-moteurs.

Diminution de l'innervation volontaire		Désappointement.
id.	+ constriction vasculaire	Tristesse.
id.	+ id. + spasme des muscles organiques	Peur.
id.	+ incoordination	Embarras.
Augmentation de l'innervation volontaire.	+ spasme des muscles organiques.	Impatience.
	+ dilatation vasculaire	Joie.
	+ id. + incoordination.	Colère.

Les modifications de la couleur, des sécrétions, de la nutrition, comme les variations de la forme extérieure et de l'activité générale, se laissent facilement réduire d'après Lange à ces deux ordres fondamentaux de phénomènes; mais cette réduction en appelle aussitôt une dernière et nous voilà conduits à nous demander si les deux groupes ont la même importance, s'ils sont primitifs au même titre, ou si l'un d'eux est subordonné à l'autre.

A une question posée dans ces termes, Lange pense que toutes nos connaissances physiologiques nous permettent de faire une réponse certaine, quoiqu'incomplète. Les troubles fonctionnels de l'innervation musculaire ne sont pas la cause des modifications vasomotrices.

Nous n'avons donc qu'à chercher si les changements vasculaires peuvent déterminer les changements neuromusculaires dont nous connaissons le détail. La constriction des artérioles dans la tristesse peut-elle produire, par anémie du système nerveux, la fatigue et la parésie des muscles? La dilatation des mêmes vaisseaux, peut-elle amener, par un mécanisme inverse, la suractivité motrice qui caractérise la joie?

On ne peut, cette fois, répondre avec certitude, mais Lange estime que toutes les probabilités sont pour l'affirmative: nous savons que les moindres variations de la circulation modifient profondément les fonctions du cerveau et de la moelle; des expériences de laboratoire, comme la ligature d'une carotide, la compression de l'aorte abdominale, tendent à prouver que l'anémie des centres nerveux amène d'ordinaire la parésie ou la paralysie des muscles et nous permettent de tenir pour vraisemblable l'hypothèse de l'antériorité des modifications vaso-motrices.

D'ailleurs, cette hypothèse fût-elle infirmée, la théorie générale que Lange veut exposer ne serait pas atteinte, dit-il, dans ses fondements; l'hypothèse vaso-motrice est commode, mais elle n'est pas indispensable pour sa définition de l'émotion.

Qu'est-ce donc que l'*émotion* dont nous avons énuméré d'après lui, et en les simplifiant, tous les caractères objectifs? Quelle est la vraie nature de ce phénomène dont nous ne paraissons avoir décrit encore que l'expression extérieure?

Pour la psychologie courante, l'explication est bien simple; la joie, la tristesse, la colère sont des énergies mystérieuses qui s'expriment par les mouvements qu'elles impriment au corps. Mais on se contente vraiment de trop peu quand on explique la pâleur de l'angoisse, en disant que l'angoisse fait pâlir; en réalité, c'est faire appel à une puissance métaphysique pour ne rien expliquer du tout. D'autre part, nous voyons souvent l'émotion se produire sans que nous puissions invoquer aucune influence psychique. La joie du vin, l'excitation du haschisch s'expliquent par des causes toutes physiques. L'hypothèse psychique n'est donc ni claire ni indispensable.

Pour bien comprendre la nature de l'émotion, il faut laisser de côté toute métaphysique, renoncer surtout à cette idéologie qui fait de la joie, de la peur ou de la colère, de véritables entités, et n'examiner que les faits.

Voici une mère qui pleure son fils ; l'opinion courante admet trois moments dans la production du phénomène :

1° Une perception ou une idée ;

2° Une émotion ;

3° L'expression de cette émotion.

Cette succession est fausse ; il faut renverser les deux derniers termes et raisonner ainsi :

1° Cette femme vient d'apprendre la mort de son fils ; 2° elle est abattue ; 3° elle est triste.

Qu'est-ce donc que sa tristesse ? — Simplement la conscience plus ou moins vague des phénomènes vasculaires qui s'accomplissent dans son corps et de toutes leurs conséquences.

Supprimez la fatigue et la flaccidité des muscles rendez le sang à la peau et au cerveau, la légèreté aux membres ; que restera-t-il de la tristesse ? Absolument rien que le souvenir de la cause qui l'a produite. Il y a donc, dans toute émotion, un fait initial qui peut être une idée, une image, une perception, ou même une sensation ; ces états mentaux retentissent diversement sur les centres vasomoteurs, mais l'émotion n'est jamais que la conscience des variations organiques que l'excitation de ces centres détermine dans les différentes parties du corps.

Reste à expliquer pourquoi telle perception provoque telle réaction vasomotrice plutôt que telle autre, et par quel mécanisme s'opère le passage immédiat de l'état représentatif à l'état organique. Mais sur ce point essentiel, le docteur Lange est très inférieur à lui-même, et l'on hésite presque à analyser la théorie qu'il bâtit à la hâte pour expliquer l'origine morale des phénomènes organiques qui, suivant lui, conditionnent l'émotion.

Il commence d'abord par traduire le problème en termes physiologiques et s'imagine, suivant un préjugé commun à beaucoup de médecins, qu'il a progressé vers l'explication en substituant la notion confuse de cellule nerveuse à la notion claire de représentation ou d'idée. Cela fait, il se demande comment une cellule corticale (lisez représentation) qui primitivement n'était pas en relation avec le centre de l'expression émotive (le centre vaso-moteur d'après lui) arrive à se mettre en relations avec ce centre. Et il répond à cette question par une hypothèse arbitraire sur les communications cellulaires. L'explication est donc illusoire, et, fût-elle sérieuse, elle serait très incomplète.

La question n'est pas en effet de savoir comment une représentation donnée agit sur les centres vaso-moteurs, mais comment à tel ou tel jeu des représentations correspondent les diverses variations vaso-motrices et autres que Lange a soigneusement distinguées dans les diverses émotions. Or de cette partie du problème, Lange n'a pas dit un mot, et je ne crois pas qu'il l'ait soupçonnée.

Telle est, brièvement résumée, la théorie émotionnelle de Lange. Si on voulait la condenser plus encore on pourrait y distinguer deux thèses : la première ce serait que l'émotion psychique n'est que la conscience des variations organiques, la seconde que ces variations organiques sont toutes sous la dépendance de la circulation.

Mais de ces deux thèses la première est confuse et demanderait à être éclaircie par quelques commentaires de physiologie cérébrale.

C'est un principe admis par plusieurs physiologistes contemporains que le cerveau n'a pas de sensibilité propre et qu'il ne perçoit une excitation sensible que si elle est périphérique ; on pourrait dire en d'autres termes que pour beaucoup de physiologistes nous sentons notre corps par l'intermédiaire du cerveau, la périphérie par l'intermédiaire du centre, mais que nous ne sentons pas directement l'état du centre lui-même. Dès lors, quand on parle de sensibilité organique, quand on résout l'émotion en un complexus de sensations physiques, on ne peut guère, sans risquer d'être confus, considérer le principe précédent comme non avenu et parler au même titre des sensations viscérales et de prétendues sensations cérébrales. C'est pourtant ce que Lange a fait et, dans sa description de la joie et de la tristesse, il a énuméré non seulement les sensations confuses qui viennent des viscères et des membres, mais le sentiment spécial qui se lie à la gêne ou à la suractivité mentale, sans s'expliquer sur la nature et l'origine de ce sentiment; d'une façon générale, il a considéré la joie, la tristesse, la colère, la peur comme la conscience des phénomènes qui s'accomplissent dans le cerveau et dans le corps, sans pousser plus loin l'analyse, et cette description laisse place à une discussion théorique. Un physiologiste ne manquerait pas en effet de demander : le sentiment de l'activité ou de la gêne mentale se lie-t-il directement à l'état des cellules cérébrales, est-il central? — Ou ne nous est-il connu, au contraire, que par la facilité ou la difficulté avec lesquelles s'exécutent chez nous les mouvements spécifiques de l'attention et les diverses contractions musculaires qui accompagnent la pensée? Est-il périphérique?

Il y a là un problème capital sur lequel Lange a passé sans le voir.

La seconde thèse, la thèse vaso-motrice, que l'auteur ne tient pas assurément pour essentielle mais qu'il développe avec complaisance, est loin d'être démontrée.

On ne saurait en effet, dans l'état actuel de la physiologie cérébrale, considérer l'activité mentale comme exclusivement déterminée par la circulation du sang; on admet même qu'elle se lie à des processus intracellulaires antérieurs à toute variation vasculaire, et l'on estime aussi que des causes beaucoup plus obscures que ces variations vasculaires peuvent exercer leur influence sur les combustions, la calorification et la nutrition des tissus, telles les fonctions trophiques des nerfs et ces fonctions trophiques du cerveau que l'on commence à peine à connaître.

On a donc le droit de faire de grandes réserves sur la simplification introduite par Lange dans la théorie physiologique de l'émotion. Tout au plus aurait-il pu dire que les variations vasculaires retentissent profondément sur les autres variations organiques que nous avons énumérées et qu'elles contribuent à les accélérer ou à les ralentir.

Cette théorie vaso-motrice, outre qu'elle était contestable, a eu l'inconvénient de fermer l'esprit de Lange à toutes les théories psychologiques de l'expression et en particulier de l'expression musculaire. Persuadé qu'il était de l'influence de la circulation sur la faiblesse ou la force, la rapidité ou la lenteur des mouvements, il a rejeté en bloc les explications psychologiques de l'expression qu'il a rencontrées chez Spencer et chez Darwin lui-même. Partout il n'a voulu voir qu'une innervation musculaire plus ou moins intense, plus ou moins régulière, et sans aucun doute ce phénomène est capital dans l'émotion, mais il peut s'expliquer autrement que par des variations circulatoires, et il s'accompagne de gestes et d'attitudes, d'expressions de toute nature, sur lesquelles la psychologie évolutionniste ou même la simple psychologie ont bien le droit de dire un mot.

Enfin on ne saurait se dissimuler que sa psychologie émotionnelle est assez rudimentaire et qu'elle aurait souvent besoin d'être éclaircie ou complétée.

Qu'entend-il en effet par une émotion ? — Est-ce une réaction passagère se manifestant sous la forme d'une décharge nerveuse et d'un choc ? — Est-ce un état stable de tristesse, de joie ou de peur, un ensemble d'expressions permanentes ? — Il ne paraît pas s'être méfié de l'utilité de cette distinction et n'a guère étudié, en fait, que des états stables. Ce serait son droit s'il n'avait cru embrasser le sujet tout entier de l'émotion et s'il n'avait essayé de réfuter, au nom de ses analyses, les lois formulées par Spencer pour la décharge nerveuse et le choc.

Surtout il a négligé de faire une analyse complète des états émotionnels qu'il veut expliquer. Dans la tristesse il n'a vu que les symptômes ordinaires de l'abattement et de la dépression ; il n'a pas parlé de la sensation aiguë de souffrance qui précède souvent l'abattement, souvent l'accompagne et parfois le dissimule sous les réactions de toute nature qu'elle provoque. Dans la joie, de même, il n'a vu que la joie musculaire et organique, la bonne humeur, sans paraître se douter qu'il s'y mêle souvent une sensation aiguë de plaisir. — D'une façon générale on peut dire qu'il a arbitrairement réduit l'émotion à un complexus de sensations organiques agréables ou pénibles et qu'il n'a pas vu ou voulu voir le sentiment spécial de plaisir ou de peine qui se surajoute souvent à ces sensations et qu'une théorie de l'émotion ne peut négliger.

Dans ces conditions, sa définition de l'émotion psychique reste un peu confuse comme sa physiologie, et son livre, malgré l'originalité des conceptions, et l'ingéniosité des arguments, ouvre plutôt des aperçus qu'il ne pose et ne résout réellement le problème.

II

M. W. James commence par constater qu'à l'heure actuelle la littérature de l'émotion est purement descriptive.

« En ce qui regarde la « psychologie scientifique des émotions, il se peut, dit-il, que je sois saturé à force d'avoir lu des travaux classiques sur ce sujet, mais je dois avouer que j'aimerais autant lire les descriptions prolixes de la forme des rochers dans une ferme du New Hampshire que de prendre la peine de relire ces travaux. Nulle part vous n'y trouvez un point de vue central, un principe de déduction ou un principe générateur. On y distingue, on y subtilise, on y spécifie à l'infini sans jamais creuser au-dessous de ces subtilités[1]. » S'il veut faire œuvre vraiment scientifique le psychologue doit renoncer à ces descriptions subtiles et à ces classifications vaines qui empiètent les unes sur les autres et varient souvent de point de vue, pour rechercher les causes générales et profondes dont les diverses émotions sont les résultantes. — Or ces causes, dans la pensée de M. James comme dans celle de Lange, sont indubitablement physiologiques. — Reste à démontrer cette affirmation.

1. P. 57.

On pense généralement que la perception mentale d'un fait provoque l'état affectif que l'on appelle émotion et que ce dernier état d'esprit provoque à son tour l'expression corporelle. « Ma théorie, écrit M. James, soutient au contraire que *les changements corporels suivent immédiatement la perception du fait excitant et que le sentiment que nous avons de ces changements, à mesure qu'ils se produisent, c'est l'émotion.* Le sens commun dit : Nous perdons notre fortune, nous sommes affligés et nous pleurons, nous rencontrons un ours, nous avons peur et nous nous enfuyons, un rival nous insulte, nous nous mettons en colère et nous frappons. L'hypothèse que nous allons défendre ici est que cet ordre de succession est inexact, qu'un état mental n'est pas immédiatement amené par l'autre, que les manifestations corporelles doivent d'abord s'interposer entre eux et que la formule la plus rationnelle consiste à dire : nous sommes affligés parce que nous pleurons, irrités parce que nous frappons, effrayés parce que nous tremblons et non pas nous pleurons, frappons ou tremblons parce que nous sommes affligés, irrités ou effrayés suivant les cas. Sans les états corporels qui la suivent, la perception serait de forme purement cognitive, pâle, décolorée, sans chaleur émotionnelle. Nous pourrions alors voir l'ours et juger à propos de fuir, recevoir l'insulte et juger bon de frapper, mais nous n'éprouverions réellement ni frayeur, ni colère. »

Ainsi présentée la thèse paraît paradoxale et soulèvera certainement des protestations, mais avant de protester analysons avec M. James le contenu d'une émotion, supprimons par la pensée toutes les sensations qui correspondent à des expressions corporelles et demandons-nous si réellement quelque chose persiste de l'émotion analysée. Essayons de concevoir la peur sans modifications cardiaques ou respiratoires, sans troubles viscéraux, sans la chair de poule, etc., essayons de concevoir la rage sans l'agitation extérieure, sans la coloration du visage, la dilatation des narines, le grincement des dents, l'impulsion à frapper, etc. M. W. James doute que nous y puissions parvenir ; à la place de la peur, de la rage, de la tristesse, il ne restera plus, suivant lui, que des jugements abstraits d'après lesquels tel objet est dangereux, regrettable, affligeant, etc. — Dissociée de son expression corporelle, l'émotion lui apparaît comme inconcevable. « Plus je scrute minutieusement mes états d'esprit, écrit-il, plus je me persuade que toute humeur, affection ou passion, que je ressens, est bien réellement constituée par ces changements que nous appelons d'ordinaire son expression ou sa conséquence, et qu'elle est faite de ces changements ; et plus il me semble que si je perdais la faculté corpôrelle de sentir, je me trouverais exclu de la vie des affections, tendres ou fortes, et traînerais une existence de forme purement cognitive ou intellectuelle. »

Comment prouver maintenant l'erreur ou la vérité de cette théorie? — Pour démontrer qu'elle est fausse, il faudrait, dans l'analyse d'une émotion, faire voir certaines qualités affectives qui ne sont pas réductibles à des sensations organiques ; mais ce serait, pense M. James, une tâche supérieure au pouvoir de l'homme que de découvrir, avec certitude, certaines qualités purement spirituelles dans une émotion. — D'autre part, nous aurions une preuve expérimentale et positive de la théorie en question si nous trouvions un sujet complètement anesthésié, mais non paralysé, qui fût encore capable d'exprimer physiquement les émotions sans jamais ressentir aucune affection subjective. Les cas de ce genre sont très rares et ils ne sont jamais parfaits puisqu'une anesthésie complète supprimerait les réflexes et la vie. M. W. James en cite trois inégalement probants, parmi lesquels le célèbre cas rapporté par Strumpell et il fait appel aux médecins qui auraient l'occasion de constater de nouveaux cas d'anesthésie complète.

Telle est l'hypothèse, et telle est la véritable démonstration expérimentale que M. James voudrait pouvoir en faire ; mais, à défaut de preuve manifeste, il y a des probabilités qu'il fait valoir en réfutant les principales objections que sa théorie soulève.

A. — Vous n'avez, lui dira-t-on, aucune preuve que des perceptions puissent provoquer immédiatement des effets physiques. — Au contraire, pense-t-il, le cas est fréquent où les phénomènes physiques suivent manifestement la perception, sans aucun intermédiaire. — Tel enfant s'évanouit en voyant saigner un cheval sans qu'aucune émotion psychique se soit interposée entre la perception et la syncope, telle personne ne pourra rester sans frayeur près d'un canon que l'on tire, tout en sachant qu'il n'y a de danger ni pour elle ni pour personne.

De plus la pathologie mentale nous offre maints exemples d'émotions résultant d'un trouble nerveux, telles ces anxiétés précordiales, ces phobies, ces accès de fureur que tous les aliénistes sont appelés à rencontrer chaque jour.

B. — Si cette théorie est vraie, dira-t-on encore, on devrait éprouver toutes les émotions dont on imite l'expression ; or ce n'est pas le cas, puisqu'un acteur peut fort bien simuler l'émotion tout en restant froid dans son for intérieur. — M. W. James répond que pour la plupart des émotions cette objection est oiseuse puisque le plus grand nombre des manifestations physiques se produisent dans des organes sur lesquels nous n'exerçons aucun contrôle volontaire ; mais dans la mesure où l'expérience est possible elle lui paraît confirmer plutôt qu'infirmer sa thèse. « Refusez-vous, dit-il, à exprimer une passion, elle meurt; d'autre part, restez assis toute la journée dans une attitude languissante, soupirez, et répondez à tout d'une mine attristée, et votre mélancolie persistera. » Les éducateurs religieux connaissent depuis longtemps cette influence de l'attitude sur le sentiment et ils s'en servent avec beaucoup d'intelligence, pour faire naître les émotions religieuses et les faire durer. — Quant aux acteurs c'est une opinion répandue qu'ils n'éprouvent pas les émotions qu'ils expriment; mais M. James cite de nombreux témoignages en sens contraire et par une distinction ingénieuse il essaie de ramener à sa théorie les cas qui semblent l'infirmer.

C. — Enfin si l'on objecte encore, contre la thèse physiologique, que la libre manifestation de l'émotion, bien loin de l'augmenter la supprime, M. W. James ne contestera pas le fait; il remarquera seulement qu'on néglige de distinguer entre « ce qui est senti *pendant* la manifestation et ce qui est senti *après* ». Or cette distinction est ici capitale et notre expérience personnelle suffit à nous apprendre que, pendant la manifestation, l'émotion est toujours sentie.

Aucune de ces objections courantes ne paraît donc à M. W. James ébranler sa théorie et l'on peut se rendre compte par cette simple analyse de l'aisance avec laquelle il les réfute ou les retourne en sa faveur.

Jusqu'ici il n'a parlé que des émotions grossières, le chagrin, la rage, la colère, la peur, etc.; il passe maintenant aux émotions délicates, le plaisir qui s'attache par exemple à entendre une harmonie musicale, à suivre un raisonnement logique, la peine que produit une note ou un raisonnement faux. Est-il possible d'étendre la thèse à ces états affectifs si peu corporels et d'apparence plutôt cérébrale? — M. W. James paraît avoir été quelque peu embarrassé par les états de ce genre.

En 1884, dans son article du *Mind*, il les laissait en dehors de sa théorie non sans de prudentes réserves. « Je dois dire d'abord, écrivait-il, que les seules émotions que je me propose de considérer sont celles qui ont une expression corporelle marquée. Qu'il y ait des sentiments de plaisir ou de peine, d'intérêt et d'excitation liés à nos opérations mentales, mais n'ayant pas pour conséquences des expressions corporelles, c'est là je pense une vérité qu'accepteraient bien des lecteurs. Certains arrangements de sons, de lignes, de couleurs, sont agréables et d'autres très pénibles sans que le degré du sentiment soit suffisant pour stimuler le pouls ou la respiration, pour déterminer des mouvements du corps et de la face. Certaines successions d'idées nous enchantent comme d'autres nous fatiguent. Il y a un réel plaisir de l'esprit à résoudre un problème et une peine réelle à l'abandonner sans pouvoir le résoudre. La première série d'exemples, les sons, les lignes, les couleurs, sont ou bien des sensations physiques, ou bien des images correspondantes, la seconde série dépend exclusivement des processus qui s'accomplissent dans les centres de l'idéation. Prises ensemble elles semblent prouver qu'il y a des plaisirs et des peines liés à certaines formes de l'activité nerveuse considérée comme telle, où que se porte cette activité. Pour le moment nous laisserons de côté les cas de ce genre [1]. »

Cette solution lui ayant paru insuffisante, M. W. James reprend les mêmes cas dans ces Principes de psychologie pour les confronter avec sa théorie.

Et tout d'abord une distinction lui paraît indispensable. Il faut, pense-t-il, se garder de confondre le fait initial et les émotions secondaires qui s'y surajoutent. Par exemple ce n'est pas la même chose que de considérer avec plaisir de belles lignes ou de belles couleurs et se sentir ému dans sa

1. *Mind*, IX, p. 189.

chair par suite d'émotions secondaires associées. Ce n'est pas la même chose que de percevoir une action comme héroïque, une œuvre d'art comme belle et de sentir la voix se briser, des sanglots monter dans le larynx, les doigts se crisper, etc., etc. Les émotions organiques qui se surajoutent ainsi à l'état d'esprit initial confirment la thèse au même titre que les émotions grossières qu'on vient d'analyser et peuvent par conséquent être éliminées du débat. Reste l'impression initiale. Mais si elle est physique, comme la vue d'une belle couleur, l'audition de sons harmonieux, M. James la range parmi les faits d'ordre purement sensible ; si elle est morale « cela est spirituel, ridicule, courageux, etc. », M. James la range parmi les faits de connaissance et dans les deux cas il lui conteste tout caractère émotionnel.

Il estime donc que sa thèse s'étend bien réellement à toutes les émotions puisque le plaisir moral et la peine morale débarrassés de toutes leurs manifestations physiques lui apparaissent comme des sensations ou des jugements non comme de émotions véritables et dès lors peuvent sans inconvénients être en désaccord avec sa thèse émotionnelle.

Si cette théorie est vraie la physiologie cérébrale de l'émotion devient, remarque-t-il, aussi claire que simple. « Si nous supposons, dit-il, que l'écorce cérébrale contient des centres pour la perception des changements qui s'opèrent dans chaque organe spécial des sens, dans chaque partie de la peau, dans chaque muscle, dans chaque viscère, dans chaque articulation, *et ne contient absolument rien de plus,* nous avons un système parfaitement capable de nous représenter le processus de chaque émotion [1] ». Le cerveau n'est dans ce cas que la surface de projection où viennent retentir sous forme sensible les différentes variations de l'organisme et les émotions ont le même siège cérébral que les physiologistes ont depuis longtemps attribué à la sensibilité et aux mouvements, l'écorce des hémisphères.

Enfin, comme conclusion, M. W. James soulève la grande question de l'origine des diverses émotions, et il invoque les principes ordinaires de l'expression tels que Darwin, Spencer et Wundt les ont formulés ; à certains états de conscience purement représentatifs s'ajoutent, en vertu des principes d'utilité, d'antithèse et autres, certaines expressions dont le retentissement dans la conscience est le contenu psychique de l'émotion. C'est donc en vertu d'un automatisme plus ou moins bien connu que l'expression s'associe à la représentation, et ce que nous appelons l'émotion

1. *Mind*, IX, p. 203.

est le résultat de cette association. Mais à côté des expressions externes que Darwin ou Wundt expliquent tant bien que mal, il est des expressions internes sur lesquelles M. James passe plus rapidement et qu'il reconnaît d'ailleurs n'être pas encore explicables ; ce sont les phénomènes viscéraux et glandulaires, les contractions des muscles lisses, les anxiétés précordiales, les variations circulatoires, et tout un ensemble de troubles que nous soupçonnons vaguement mais que nous ne connaissons pas assez pour leur donner un nom. C'est là la partie obscure de la physiologie et par suite de la psychologie de l'émotion.

Ce simple résumé que la traduction qui suit nous dispense d'étendre, suffit à nous faire comprendre la différence des deux thèses de Lange et de M. James et la supériorité de la seconde.

Tout d'abord, celle de M. James est beaucoup plus nette en ce sens qu'elle présente les conditions de l'émotion non seulement comme physiologiques mais comme périphériques. La sensibilité morale obéit par là même à la loi de la sensibilité physique et le cerveau est présenté comme un organe de pure réception, dépourvu par lui-même de sensibilité.

Dans l'énumération des conditions physiologiques, M. James s'est en outre bien gardé d'introduire une systématisation factice et de chercher, par un besoin artificiel d'unité, le fait initial et profond qui expliquerait tout. Il a ainsi évité les erreurs de la théorie vaso-motrice et parlé des expressions les plus différentes sans se préoccuper outre mesure de les systématiser.

Par là même il a été beaucoup plus à l'aise pour accepter les théories psychologiques de l'expression dont Lange ne voit pas l'importance. Il a pu rendre justice à Darwin comme à Wundt.

Sa psychologie de l'émotion est également plus complexe et plus pénétrante que celle de Lange. Il a senti dans son article du *Mind,* que certains états affectifs de plaisir et de peine étaient difficiles à réduire à des expressions purement périphériques, et il les a d'abord éliminés de sa théorie ; plus tard il les a repris, dans ses Principes, pour montrer que les états de ce genre sont ou des faits de sensibilité physique ou des faits d'intelligence, et peut-être pourrait-on faire des réserves sur cette façon un peu simpliste de trancher la question; mais au moins a-t-il eu le mérite de la poser et de voir une difficulté dont Lange ne s'est jamais douté[1].

1. Dans son article plus récent de la *Psychological Review* M. James a clairement montré que c'est bien dans cette question des « émotions subtiles » que se concentrent toutes les difficultés de la thèse et le principal intérêt des objections qu'elle a soulevées.

Ajoutons qu'il a posé le grand problème de l'origine des diverses émotions et que s'il ne l'a pas pleinement résolu, il a du moins montré le parti que la théorie périphérique de l'émotion pourrait tirer des principes formulés à ce sujet par les psychologues de l'expression.

On peut regretter seulement qu'il n'ait pas été plus prolixe pour ce qui concerne l'expression interne et ce qu'on pourrait appeler la physiologie profonde de l'émotion. Il s'est attaché surtout à l'expression externe et musculaire, à la mécanique de l'émotion, c'est-à-dire à la partie la plus claire et la mieux connue et il a passé peut-être un peu vite sur les phénomènes de couleur et de chaleur, sur les troubles viscéraux, sur les phénomènes sécrétoires, excrétoires et circulatoires, sur la nutrition, et d'une façon plus concise sur la psychophysique, la psychophysiologie et la psychochimie de l'émotion.

On voit maintenant en quoi et combien diffèrent les deux théories de Lange et de M. James que l'on confond si souvent, mais ces différences si nettes ne doivent pas nous faire oublier que le psychologue américain et le médecin danois défendent en somme la même thèse et des idées fort analogues sur la nature de l'émotion ; si l'un pense surtout en philosophe et en psychologue précis, tandis que l'autre pense surtout en médecin et en physiologiste, il ne doit y avoir là qu'une raison de plus pour les lire l'un et l'autre quand on veut bien connaître la théorie physiologique de l'émotion.

III

A cette théorie dont on pourrait rechercher les origines chez Malebranche, chez Descartes et jusque dans la philosophie grecque, s'oppose avec la plus grande netteté une théorie tout aussi ancienne, la théorie intellectualiste.

Je n'ai pas la prétention de les mettre d'accord en quelques lignes mais de poser la question aussi clairement que permettent de le faire les connaissances actuelles que nous possédons sur l'émotion.

« La théorie intellectualiste, qui est de vieille date, dit M. Ribot, a trouvé sa plus complète expression dans Herbart et son école, pour qui tout état affectif n'existe que par le rapport réciproque des représentations ; tout sentiment résulte de la coexistence dans l'esprit d'idées qui se conviennent ou se combattent ; il est la conscience immédiate de l'élévation ou de la dépression momentanée de l'activité psychique, d'un état de tension libre ou entravée, mais il n'est pas par lui-même ; il ressemble aux accords musicaux et dissonances qui diffèrent des sons élémentaires bien qu'ils n'existent que par eux. Supprimez tout état intellectuel le sentiment s'évanouit, il n'a qu'une vie d'emprunt, celle d'un parasite [1]. »

Tandis que pour les physiologistes les sentiments sont primitifs, autonomes, irréductibles par rapport à l'intelligence, capables d'exister en dehors d'elle et sans elle, pour les intellectualistes ils sont secondaires, dépendants, réductibles par rapport aux représentations, incapables d'exister en dehors d'elles et sans elles.

Parmi les partisans de cette dernière thèse, l'Autrichien Nahlowsky est peut-être celui qui l'a présentée avec le plus de talent et de netteté.

Il commence d'abord par reléguer dans le domaine de la sensibilité physique tout ce qui n'est pas réductible à des rapports de représentation, la fatigue, la soif, la faim, toutes les modifications de la sensibilité organique.

Restent les plaisirs et les peines d'imagination, de représentation, mais ici encore Nahlowsky est obligé de faire des éliminations et de reconnaître que nombre de plaisirs ou de peines, tels les plaisirs de la distraction ou de l'amusement ne

1. *La Psychologie des Sentiments* (IX). Paris, F. Alcan.

proviennent pas de l'action réciproque des représentations, mais de causes très différentes, comme l'action du monde extérieur sur les représentations.

Ces éliminations faites, nous pouvons formuler nettement la théorie; elle ne tient pas les sentiments pour quelque chose de réel (*etwas*), mais pour une manière d'être, agréable ou pénible, qui résulte de la coexistence, dans l'esprit, d'idées qui s'accordent ou qui ne s'accordent pas.

Pour bien faire comprendre ce caractère accessoire et purement relatif du sentiment, nous emprunterons à la musique une comparaison.

Soit un accord musical ; il y a trois choses à considérer: 1° deux sensations, soit mi et sol; 2° un accord, un état agréable de notre sensibilité ; mais cet accord n'existe pas lui-même il vient par surcroît, il a besoin d'une base qui le supporte. Eh bien, nos sentiments sont à nos représentations ce que l'accord est aux deux sons; ils s'y surajoutent, ils ne sont que par elles.

« La doctrine fondamentale de la psychologie, écrit Nahlowsky, nous enseigne que les réactions réciproques des représentations se rangent sous deux chefs et sont ou des arrêts réciproques, ou des accélérations réciproques... or le sentiment est toujours la conséquence de ces arrêts ou de ces accélérations « et les mêmes lois qui règlent le cours des représentations valent aussi pour le sentiment [1]. »

C'est la subordination absolue de l'ordre affectif à l'ordre mental.

On se dira peut-être, ajoute-t-il, « que l'arrêt ou l'accélération réciproque des représentations ne peuvent pas suffire à eux seuls pour expliquer le sentiment; en effet, si chaque arrêt ou accélération avait un sentiment pour conséquence, l'homme serait sans cesse agité par des sentiments, étant donné qu'à aucun moment l'âme n'est en état de complet repos... Il doit donc y avoir un facteur plus profond, une autre cause, d'où il résulte que tantôt le sentiment se joigne à une accélération ou à un arrêt, et que tantôt il ne s'y joigne pas. Quel est ce facteur?...

Si l'arrêt ou l'accélération des représentations s'opère normalement, et par suite sans entraves spéciales, il nous reste inaperçu, parce qu'il s'opère dans un temps infiniment court, non mesurable pour nous. Les représentations s'élèvent ou s'abaissent, deviennent plus fortes ou plus faibles, et à la vérité si vite que nous ne nous en apercevons pas [2]. »

1. *Das Gefühlsleben in seinen wesentlichsten Erscheinungen und Bezügen*, Leipzig. 2e édit., 1884, p. 42.
2. Id. p. 40.

Mais supposons que l'arrêt ou la combinaison des représentations ne s'opère plus de façon automatique; alors le temps de répit, le retard, fait que nous percevons l'accélération ou l'arrêt comme une modification de l'état général de l'âme.

« Par suite, conclut Nahlowsky, on peut définir le sentiment comme la perception immédiate de l'arrêt ou de l'accélération entre les représentations actuellement présentes dans la conscience. Mais comme les représentations sont les forces proprement agissantes de l'âme, chaque arrêt ou accélération des représentations devient pour l'âme un arrêt ou une accélération de sa propre activité. On pourra par suite, donner cette nouvelle formule à la définition précédente : le sentiment est la conscience de l'élévation ou de la diminution de la propre activité vitale de l'âme [1]. »

On reconnaît ici, sans que j'aie besoin d'insister longuement sur les analogies, l'hypothèse fondamentale de la psychologie de Herbart que les représentations sont des forces qui luttent entre elles, hypothèse, dit M. Ribot qui, « si elle n'est pas la meilleure ni la seule possible, repose du moins sur des faits positifs [2] ».

Est-ce à dire que Nahlowsky, dans une théorie

1. Op. cit., p. 44.

2. *La Psychologie allemande contemporaine*, p. 28-29. Paris, F. Alcan.

aussi résolument intellectualiste, nie l'influence des phénomènes physiologiques et physiques sur les sentiments? Ce serait nier l'évidence et il n'y songe pas; bien mieux il parle lui-même de l'influence bien connue de la vieillesse, de la maladie, de la race, de la nutrition sur nos états affectifs, mais il se tire de la difficulté en disant que ces diverses causes doivent d'abord agir sur le cerveau et les représentations avant d'agir sur les sentiments. « Tous les changements fonctionnels, écrit-il (nutrition, circulation, respiration), doivent nécessairement produire des modifications trophiques et fonctionnelles des nerfs, et postérieurement aussi une modification de l'état du système nerveux cérébral. Comme d'autre part, tout état cérébral est accompagné d'états psychiques correspondants, ainsi toute cette suite de changements physiques, doit en même temps modifier essentiellement le cours des représentations, de telle sorte que les états affectifs soient modifiés aussi, puisqu'ils reposent sur des représentations [1]. »

Le sentiment, bien que soumis indirectement à l'influence du corps, ne perd donc rien de sa nature tout intellectuelle et parasitaire : il reste donc sous la dépendance stricte des représentations, il n'existe que par elles, et ne varie que dans

1. *Op. cit.*, p. 54.

la mesure où les représentations elles-mêmes ont varié.

Telles sont les deux thèses, dans leur substance, et l'on voit facilement quelles conséquences résultent de l'une ou de l'autre pour la théorie de l'expression émotionnelle.

Si l'on admet la thèse physiologique, l'expression externe ou interne est le phénomène essentiel dont le fait psychique n'est que la traduction; pour bien connaître une émotion, il suffira d'en connaître l'expression totale; l'analyse objective des phénomènes étendus correspondra trait pour trait à l'analyse subjective de l'état affectif. Si l'on admet, au contraire, la thèse intellectualiste, l'expression passe aussitôt au second plan; elle devient l'accident, le phénomène accessoire dont la psychologie peut sans doute s'occuper encore, mais qu'une théorie de l'émotion peut omettre ou négliger. De fait Nahlowsky n'étudie pas directement cette question, et quand il la rencontre sur son chemin, il s'en débarrasse en quelques mots. « Que le sentiment, dit-il, se réfléchisse diversement sur le corps, c'est déjà connu pour la vie ordinaire. Qu'on regarde un enfant qui est en proie à une joie profonde; il bat des mains, il saute en l'air, il frappe le sol du pied, il presse sur sa poitrine l'objet qui lui plaît, il tremble même parfois de joie, surtout si la surprise s'unit à ce sentiment.

La tristesse et la honte courbent la tête; dans le doute, le regard erre avec inquiétude de droite et de gauche; dans la crainte et l'attente, il est en général fixé sur un point; l'extase tourne l'œil en haut.

Ces réflexes involontaires (qui sont tout-puissants chez l'enfant et le sauvage, mais que la civilisation tend à diminuer) ont pour conséquences naturelles des sensations de toute nature, spécialement des sensations musculaires [1]. »

C'est donc par le terme vague de réflexe que Nahlowsky explique l'expression émotionnelle, et ces états organiques qui tout à l'heure constituaient l'émotion, s'y joignent, pour lui, à titre d'éléments dérivés et secondaires.

Ces deux conceptions si différentes de l'expression permettent bien de mesurer, jusque dans les détails, l'opposition des deux thèses.

Les physiologistes partent d'expressions bien marquées et bien précises, des gestes, des sécrétions, des mouvements et des attitudes, pour nous présenter le sentiment comme la conscience de ces expressions.

En voyant un enfant joyeux, qui bat des mains, qui saute en l'air, qui frappe le sol du pied « suivant la description de Nahlowsky, ils diront : « Cet

1. *Op. cit.*, p. 58.

enfant est joyeux parce qu'il bat des mains, saute en l'air et frappe du pied. Supprimez l'expression, vous supprimerez la joie. » Et ce qu'ils négligent ou n'expliquent pas assez peut-être c'est le fait d'apparence cérébrale, le plaisir. Lange ne paraît pas soupçonner qu'il y ait là un problème et M. W. James, qui l'aperçoit, le résout peut-être un peu vite, en ramenant, dans ses *principes*, le prétendu plaisir moral soit à une impression physique, soit à un jugement intellectuel.

Or ces mêmes plaisirs et ces mêmes peines que les physiologistes négligent ou qu'ils voudraient bien écarter, les intellectualistes en triomphent : ce sont pour eux les véritables états affectifs, les sentiments agréables ou pénibles directement liés à l'accord ou au désaccord des idées et dépourvus de base organique.

Quant aux diverses expressions qui s'y peuvent associer, ils les écartent à leur tour de la définition du sentiment ; elles n'y ajoutent, pensent-ils, rien d'affectif au sens précis du mot, mais seulement des sensations musculaires qui relèvent de la sensibilité physique et dont la psychologie des sentiments n'a pas proprement à s'occuper.

Les premiers, les physiologistes, gênés par les plaisirs cérébraux et les peines cérébrales, parlent surtout des états affectifs auxquels participe le corps tout entier ; les seconds, les intellectualistes, ne parlent guère que des plaisirs cérébraux et des peines cérébrales qu'ils dépouillent de leur base nerveuse pour les appeler intellectuels, et ils considèrent les expressions organiques qui peuvent survenir comme des faits étrangers et accessoires.

La question est donc très loin d'être posée dans les mêmes termes par les deux écoles rivales ; le contenu du sentiment n'est pas tout à fait le même pour un intellectualiste et un physiologiste, et cette différence dans la définition du fait contribue à maintenir la différence d'interprétation et de doctrine.

J'ai essayé, pour ma part, dans un ouvrage récent, de présenter le problème sous la forme complexe qui m'a paru lui convenir, en tenant compte et des états affectifs organiques que les intellectualistes écartent, et des états cérébraux de plaisir et de peine dont les physiologistes ne s'occupent pas assez. Pour les premiers, la théorie Lange-James m'a paru vérifiée pleinement, soit par le raisonnement, soit par l'expérience ; pour les seconds, j'ai fait des réserves et je n'hésite pas à les faire encore. Il se peut en effet que les états de plaisir moral et de douleur morale, même les moins physiques en apparence, se ramènent cependant comme tous les autres états affectifs à des contractions légères ou fortes des muscles et à d'autres phénomènes périphériques ; mais rien de cela n'est encore démontré, et la thèse périphérique de l'émotion est ici très hypothétique. « A la vérité, disais-je, un point reste obscur; c'est la question de savoir si tout est périphérique dans la tristesse et la joie, si l'hypothèse d'une sensibilité cérébrale est aussi paradoxale que les physiologistes le prétendent, si le plaisir moral et la douleur morale, par exemple, peuvent, sous leur forme aiguë, se réduire toujours à des sensations périphériques. »

Remarquons cependant que l'hypothèse d'une sensibilité cérébrale fût-elle tout à fait démontrée pour certaines émotions et la théorie périphérique infirmée sur ce point, ce ne serait pas une raison suffisante pour admettre l'hypothèse intellectualiste et considérer les sentiments de plaisir et de douleur comme de simples rapports dépourvus d'une réalité propre. Rien ne s'opposerait encore à ce que nous considérions le plaisir moral et la douleur morale comme la conscience directe de certaines variations circulatoires et nutritives dont les cellules cérébrales seraient le siège et dans ce cas ce ne serait pas la thèse intellectualiste, mais une thèse physiologique d'un genre nouveau qui aurait raison.

A mon avis, le débat est bien plus entre les physiologistes eux-mêmes qu'entre les physiologistes et les intellectualistes et il consiste à savoir comme je l'ai déjà écrit plus longuement, non pas si le sentiment est autonome ou non par rapport au corps, mais simplement s'il est tout entier d'origine périphérique ou partiellement cérébral.

Dr G. Dumas.

LA

THÉORIE DE L'ÉMOTION

LES ÉMOTIONS[1]

En parlant des instincts, il nous a été impossible de faire abstraction des excitations émotionnelles qui les accompagnent. Des objets de rage, d'amour, de peur, etc., non seulement poussent l'homme à des actes extérieurs, mais provoquent des altérations caractéristiques d'attitude et de visage, affectant de diverses manières spécifiques sa respiration, sa circulation et autres fonctions organiques. Lorsque

1. Cette étude de psychologie affective constitue le chapitre XXIV des *Principes de Psychologie* de M. William James. La thèse principale qu'elle développe avait déjà été exposée par l'auteur dans un article du *Mind* resté célèbre : « *Qu'est-ce qu'une émotion?* (1884) » — Nous traduirons, à titre de notes complémentaires, les parties de cet article que M. James ne reproduit pas ici, ainsi que la totalité d'un article postérieur : *La base physique de l'Emotion* (Psychological Review, septembre 1894).

(*Note du Traducteur.*)

les actes externes sont inhibés, ces dernières expressions émotionnelles persistent ; nous lisons la colère dans le visage, même si le coup n'a point été porté, tandis que la peur se trahit par la voix et la pâleur, alors même qu'on réussirait à supprimer tous les autres signes. *Les réactions instinctives et les expressions émotionnelles se confondent ainsi imperceptiblement les unes dans les autres. Tout objet qui excite un instinct excite également une émotion.*

Toutefois les émotions sont moins importantes que les instincts en ce sens que la réaction émotionnelle se termine généralement dans le corps même du sujet, tandis que la réaction instinctive peut souvent s'extérioriser et entrer dans des relations pratiques avec l'objet excitant.

Les réactions émotionnelles sont souvent excitées par des objets avec lesquels nous n'avons aucune sorte de rapport pratique. Un objet risible, par exemple, ou un objet beau ne sont pas nécessairement des objets sur lesquels nous agissons ; nous rions tout simplement, ou nous admirons suivant les cas. La classe des impulsions émotionnelles, pour employer ce mot courant d'impulsion, est donc un peu plus étendue que celle des impulsions instinctives. Ses stimuli sont plus nombreux, ses expressions sont plus internes et plus délicates, et souvent moins effectives. Le plan physiologique et l'essence des deux classes de l'impulsion sont toutefois les mêmes.

Il en est des émotions comme des instincts : la seule mémoire ou imagination de l'objet peut suffire à provoquer l'excitation. L'on peut s'irriter plus en pensant à une insulte qu'au moment même où on la reçoit ; nous nous attendrissons plus à la pensée d'une mère morte que nous ne l'avons jamais fait de son vivant. Dans le reste du chapitre, je vais employer le mot « objet d'émotion » indifféremment pour exprimer un objet qui est réellement présent ou un objet qui est simplement représenté.

Il serait fastidieux de parcourir la liste complète des réactions qui caractérisent les différentes émotions. Pour cela, il faudrait se rapporter à des traités spéciaux. Pourtant quelques exemples de leur variété doivent trouver place ici. Je commencerai par les manifestations de la tristesse telles qu'un physiologiste danois, Lange, les décrit[1].

« Le trait caractéristique de la physiologie, et par suite de la physionomie de la tristesse, est peut-être l'action paralysante qu'elle exerce sur les muscles volontaires. La paralysie de la tristesse est cependant beaucoup moins marquée que celle de l'effroi. Dans la tristesse, on fait avec peine des mouvements qu'on exécute d'ordinaire avec facilité, mais la faiblesse motrice va rarement plus loin. C'est en d'autres termes un sentiment de fatigue et, comme il arrive dans toute fatigue, les mouvements lents, paresseux et faibles dénotent la répu-

1. Lange, *Les Emotions*, 2e éd., Paris, F. Alcan, 1902, p. 37.

gnance, la lutte, et sont par là même bornés au minimum. Aussi l'homme triste est-il souvent reconnaissable à son aspect extérieur ; il va lentement, il chancelle, il se traîne les bras ballants; sa voix est faible, sans éclat par suite de la faiblesse des muscles expirateurs et du larynx ; volontiers il reste inerte, affaissé, muet.

L'innervation latente des muscles est également diminuée : la nuque s'incline, la tête pend (courbée, pliée par la tristesse), le visage s'allonge et s'effile par suite de la faiblesse des masséters et des muscles des joues ; la mâchoire inférieure peut même être pendante. Les yeux paraissent grands comme il arrive toujours quand les sphincters orbiculaires sont paralysés, mais il se peut aussi que la paupière supérieure tombe par suite de la faiblesse du muscle releveur, et recouvre une grande partie de la prunelle.

Avec cette faiblesse des nerfs et des muscles volontaires, de même que dans toute faiblesse analogue de l'appareil moteur, il se produit, comme je l'ai dit, un sentiment subjectif de fatigue, de lourdeur ; on a l'impression de quelque chose qui pèse sur vous ; on se sent oppressé, abattu, on parle d'une tristesse pesante ; on doit *porter* sa douleur, tandis qu'on doit maîtriser sa joie ou sa colère. Bien des hommes sont tellement accablés par la tristesse qu'ils ne peuvent se tenir debout ; ils s'appuient ou ils s'adossent sur les objets qui les entourent ; ils plient sur les genoux ou, comme Roméo dans la cellule du moine, se jettent contre la terre dans leur désespoir.

Cette faiblesse de tout le système nerveux et musculaire de la vie animale soumis à la volonté n'est cependant qu'un côté de la physiologie de la tristesse ; il en est un autre presque aussi important et peut-être plus significatif dans ses conséquences, je veux parler des changements qui surviennent dans une autre partie de l'appareil moteur, dans les muscles involontaires organiques et particulièrement dans les muscles des tuniques artérielles qui peuvent amoindrir par leur constriction le calibre des vaisseaux. Ces muscles et leurs nerfs que l'on appelle du nom général de système vaso-moteur se comportent sous l'influence de la tristesse d'une façon tout opposée à celle de l'appareil moteur volontaire. Tandis que ces derniers s'affaissent et se relâchent, les vaso-moteurs, au contraire, se contractent plus qu'à l'ordinaire ; de la sorte, le sang est exprimé des petits vaisseaux et les divers tissus ou organes sont exsangues ; la conséquence immédiate de cette anémie, c'est la pâleur, l'affaissement, le collapsus ; les chairs sont moins pleines, leur couleur est blanche, le relâchement des traits, causé par la mollesse des muscles, donne au visage son expression caractéristique et produit souvent l'impression d'un amaigrissement si rapide qu'il ne peut s'expliquer par des modifications de la nutrition comme une usure des tissus non suivie de compensation.

Une autre conséquence régulière de l'anémie de la peau, ce sont les sensations de froid et les frissons ; l'homme triste arrive difficilement à se réchauffer, il est très sensible au froid, et ce sont là des caractères constants.

L'anémie est sans aucun doute aussi constante dans les organes internes que sur la peau, et, bien que l'œil ne puisse plus la constater, on peut la reconnaître à plusieurs signes. Le premier c'est la diminution des sécrétions, de celles du moins qu'on peut facilement contrôler ; la bouche est sèche, la langue visqueuse, et le goût amer n'est, semble-t-il, qu'un effet de la sécheresse de la langue.

(L'expression douleur amère est considérée d'ordinaire comme une métaphore ; on ferait bien mieux d'admettre qu'elle provient de ce goût amer, souvent très intense, qui accompagne les impressions de tristesse.)

Chez les femmes qui allaitent, la sécrétion du lait diminue ou s'arrête tout à fait ; le lait s'en va.

Un des attributs les plus réguliers de la tristesse paraît être en opposition avec les caractères précédents ; je veux parler des pleurs, avec l'abondante sécrétion de larmes, le visage rouge et gonflé, les yeux rouges, la sécrétion plus riche de la muqueuse du nez. »

Lange continue en disant que ceci peut être la réaction qui succède à un état de contraction vasomotrice antérieure. L'explication semble forcée. Le fait est que les larmes sont des expressions variables du chagrin.

Les larmes peuvent se manifester immédiatement ou non, particulièrement chez les femmes et les enfants. Il y a des hommes qui ne peuvent jamais pleurer. Les phases larmoyantes et les phases sèches alternent chez tous ceux qui peuvent verser des larmes ; les tempêtes de sanglots succèdent aux périodes d'accalmie ; et les phénomènes de vide, de froid et de pâleur que Lange décrit si bien, sont plus caractéristiques d'une douleur sévère et calme que d'un mal moral aigu. A proprement parler, nous avons ici deux émotions distinctes, toutes deux provoquées par le même objet, il est vrai, mais affectant différentes personnes ou la même personne à des moments différents, et cette même personne éprouvant des sensations très différentes tant que l'une et l'autre durent, comme la conscience de chacun peut en témoigner. Il y a une excitation pendant l'accès des larmes et cette excitation comporte un plaisir cuisant qui lui est particulier. Mais pour trouver un minimum d'agrément dans la douleur sèche, il faudrait avoir le génie du bonheur.

Notre auteur continue :

« Les petits vaisseaux des poumons se contractent spasmodiquement, de sorte que ces organes se vident de sang ; on éprouve alors une sensation de manque d'air (dyspnée), on sent un poids sur sa poitrine (oppression), comme il arrive dans tous les cas où le chimisme respiratoire est entravé. Ces sensations de *gêne* et de *poids* concourent à augmenter le malaise de l'homme affligé qui cherche à y remédier involontairement par des aspirations longues et profondes, des soupirs, moyens employés instinctivement par tous ceux qui respirent avec peine, quelle que soit la cause de leur gêne[1].

1. Les tubes bronchiaux peuvent se contracter tout aussi bien que les ramifications de l'artère pulmonaire. Dans les « Anthropologische Vorträge », du professeur Henle se trouve une leçon exquise sur « l'Histoire naturelle du soupir », dans laquelle il représente nos inspirations comme le résultat d'une bataille entre les muscles rouges de notre squelette, des côtes et du diaphragme, et les muscles blancs des poumons, qui s'efforcent de diminuer le calibre des tubes aériens. « Dans l'état normal, les premiers l'emportent sans peine ; mais en d'autres conditions, ou bien ils ne triomphent que difficilement, ou bien ils sont vaincus... Les émotions contraires s'expriment d'une manière également contraire par le spasme ou la paralysie des muscles lisses, et, pour la plupart, elles s'expriment de la même manière dans tous les organes qui en sont pourvus, tels que les artères, la peau et les tubes bronchiaux. On exprime en général le contraste entre les émotions en les divisant en émotions excitantes et émotions déprimantes. C'est un fait remarquable que les émotions déprimantes, telles que la peur, l'horreur, le dégoût, augmentent la contraction de ces muscles lisses, tandis que les émotions excitantes, comme la joie, la colère, les relâchent. Les températures opposées agissent d'une manière analogue, le froid comme les émotions déprimantes, la chaleur comme les émotions excitantes. Le froid produit la pâleur et la chair de poule, la chaleur lisse la peau et élargit les vaisseaux. Si l'on observe la mauvaise humeur amenée par la tension de l'attente,

« L'anémie du cerveau dans le chagrin se manifeste par l'inertie intellectuelle, l'ennui, un sentiment de fatigue mentale, d'accablement, de dégoût pour le travail, souvent par l'insomnie. De fait, c'est cette anémie des centres moteurs qui est au fond de tout cet affaiblissement des pouvoirs moteurs

l'anxiété qu'on éprouve avant de parler en public, la vexation qu'on ressent d'un affront immérité, l'on trouve que l'élément souffrance se concentre principalement dans la poitrine, et qu'il consiste en un mal que l'on peut à peine appeler une douleur, mal ressenti au milieu de la poitrine et dû à la résistance désagréable qui limite l'étendue des mouvements d'inspiration. L'insuffisance du diaphragme se fait sentir à la conscience, et nous essayons, à l'aide des muscles volontaires extérieurs de la poitrine, d'aspirer plus profondément (c'est le soupir). Si nous ne réussissons pas, le désagrément de la situation s'accroît, car alors à notre détresse mentale se joint la sensation physiquement répugnante du manque d'air, un léger degré de suffocation. Si, au contraire, les muscles externes triomphent de la résistance des muscles internes, la poitrine oppressée s'allège. Nous croyons nous exprimer symboliquement quand nous parlons d'un poids qui pèse sur notre cœur, ou d'un fardeau qu'on nous enlève. En réalité, nous ne faisons qu'exprimer un fait exact, car nous aurions à soulever le poids entier de l'atmosphère (environ 820 kilog.) à chaque aspiration, si l'air ne faisait contrepoids en se précipitant dans nos poumons » (p. 55). Il ne faut pas oublier qu'une inhibition du centre d'inspiration semblable à celle qui est produite par l'excitation du nerf laryngé supérieur peut fort bien jouer un rôle dans ces phénomènes. Pour une discussion fort intéressante de la difficulté de respirer et de ses rapports avec l'anxiété et la peur, voyez « Un cas d'Hydrophobie », par le regretté Thos. B. Curtis, dans le *Journal Médical et Chirurgical de Boston*, 7 et 14 novembre 1878, et les remarques de Jame J. Putnam à ce sujet, le 21 nov.

volontaires que nous avons décrit en premier lieu. »

Mon impression est que le Dr Lange simplifie et généralise un peu trop dans cette description et en particulier qu'il exagère le fait de l'anémie. Mais telle qu'elle est, sa description peut rester comme un spécimen heureux de cette espèce de travail descriptif auquel les émotions ont donné lieu.

Prenez ensuite une autre émotion, la peur, et lisez ce que dit Darwin [1] de ses effets : « La crainte est souvent précédée d'étonnement ; elle est d'ailleurs si voisine de ce dernier sentiment qu'ils éveillent instantanément, l'un comme l'autre, les sens de la vue et de l'ouïe. Dans les deux cas, les yeux et la bouche s'ouvrent largement, et les sourcils se relèvent. L'homme effrayé reste d'abord immobile comme une statue, retenant son souffle, ou bien il se blottit instinctivement comme pour éviter d'être aperçu. Le cœur bat avec rapidité et violence, et soulève la poitrine ; mais il est très douteux qu'il travaille plus ou mieux qu'à l'état normal, c'est-à-dire qu'il envoie une plus grande quantité de sang dans toutes les parties de l'organisme ; en effet la peau devient pâle instantanément comme au début d'une syncope. Cependant cette pâleur de la surface cutanée est due probablement en grande partie, sinon exclusivement, à l'impression reçue

1. *Origine des Emotions*, p. 290-2.

par le centre vaso-moteur, qui provoque la contraction des petites artères des téguments.

L'impressionnabilité de la peau par la frayeur intense se manifeste encore par la manière prodigieuse et inexplicable dont cette émotion provoque immédiatement la transpiration. Ce phénomène est d'autant plus remarquable que, à ce moment, la surface cutanée est froide; d'où le terme vulgaire de « sueur froide » : ordinairement, en effet, les glandes sudoripares fonctionnent surtout quand cette surface est chaude. Les poils se hérissent, et les muscles superficiels frémissent. En même temps que la circulation se trouble la respiration se précipite. Les glandes salivaires agissent imparfaitement; la bouche devient sèche, elle s'ouvre et se ferme fréquemment. J'ai observé aussi qu'une crainte légère produit une forte disposition à bâiller. L'un des symptômes les plus caractéristiques de la frayeur est le tremblement qui s'empare de tous les muscles du corps et qui s'aperçoit souvent en premier lieu sur les lèvres. Ce tremblement, aussi bien que la sécheresse de la bouche, altère la voix, qui devient rauque ou indistincte, ou disparaît complètement :

« Obstupuit steteruntque comæ, et vox faucibus hæsit. »

Lorsque la crainte croît graduellement jusqu'à l'angoisse de la terreur, nous rencontrons comme pour toutes les émotions violentes des phénomènes multiples : le cœur bat tumultueusement; d'autres fois il cesse de se contracter, et, la défaillance survient ; la pâleur est cadavérique, la respiration est tourmentée; les ailes du nez sont largement dilatées, il se produit un mouvement convulsif des lèvres, un tremblement des joues qui se creusent, une constriction douloureuse de la gorge, les yeux découverts et saillants sont fixés sur l'objet qui provoque la terreur, ou bien ils roulent incessamment d'un côté à l'autre.

« Huc illuc volvens oculos totumque pererrat. »

Les pupilles sont, paraît-il, prodigieusement dilatées. Tous les muscles du corps deviennent rigides, ou sont pris de convulsions. Les mains se ferment et s'ouvrent alternativement, souvent avec des mouvements brusques. Les bras se portent parfois en avant, comme pour écarter quelque horrible danger ; ou bien ils se lèvent tumultueusement en tente au-dessus de la tête.

Le révérend Hagenauer a observé ce dernier geste chez un Australien terrifié. Dans d'autres cas il se produit une tendance subite et invincible à fuir à toutes jambes; cette tendance est si forte qu'on voit les meilleurs soldats y céder et se laisser emporter par une panique soudaine. »

Finalement, prenez la haine, et lisez ce tableau des effets qu'elle peut produire, tel que nous le présente Mantegazza[1].

1. *La Physionomie et l'Expression des sentiments* (Paris, F. Alcan, 3e édit., 1897), p. 140.

« Retrait de la tête en arrière : retrait de tout le tronc ; projection des mains en avant, comme pour se défendre contre l'ennemi, rétrécissement ou occlusion des yeux ; élévation de la lèvre supérieure et contraction du nez, tels sont les mouvements élémentaires de l'acte de se détourner. Ensuite viennent les mouvements de menace, tels que le froncement extraordinaire des sourcils ; les yeux largement ouverts ; les dents découvertes ; le grincement des dents ou des mâchoires ; l'ouverture de la bouche avec la langue en avant ; les poings fermés ; les mouvements menaçants des bras ; les pieds qui frappent ; les inspirations profondes, la respiration essoufflée ; les grognements et cris divers ; la répétition automatique des mêmes mots et de la même syllabe ; l'affaiblissement subit et le tremblement de la voix ; le crachement. Enfin des réactions variées et différents symptômes vasomoteurs : un tremblement général ; la convulsion des lèvres et des muscles faciaux ; les convulsions des membres et du tronc ; les souffrances qu'on s'inflige à soi-même, telles que se mordre le poing et se ronger les ongles ; le rire sardonique ; la rougeur vive du visage, la pâleur subite de la face ; la dilatation extrême des narines ; les cheveux se dressant sur la tête. »

Quand même nous prendrions la liste entière des émotions auxquelles l'homme a donné un nom, en étudiant leurs manifestations organiques, nous ne ferions qu'énumérer les variations des éléments contenus dans ces trois cas typiques. Rigidité de ce muscle, relâchement de cet autre; ici constriction, là dilatation des artères; respiration de tel ou tel genre, ralentissement ou accélération du pouls; sécrétion d'une glande, sécheresse d'une autre. De plus, nous trouverions que nos descriptions ne sont pas absolument vraies, qu'elles ne s'appliquent qu'à l'individu moyen, que nous avons presque tous quelque idiosyncrasie personnelle d'expression, riant ou sanglotant d'une autre manière que notre voisin, ou bien rougissant ou pâlissant là où d'autres ne le font pas. Nous trouverions les mêmes variétés parmi les objets qui excitent l'émotion chez les différentes personnes. Des plaisanteries qui font rire celui-ci aux éclats dégoûtent cet autre et semblent blasphématoires à un troisième; et des circonstances où je me sens timide et craintif sont justement celles où vous vous sentez plein de puissance et d'aise. De plus, les nuances internes de la sensation émotionnelle se fondent les unes dans les autres à l'infini. Le langage en a distingué quelques-unes, comme la crainte, l'antipathie, l'animosité, le dégoût, l'aversion, la malice, la rancune, la vengeance, l'horreur, etc., etc.; mais dans les dictionnaires de synonymes nous trouvons ces sentiments distingués plutôt par leurs stimuli objectifs spéciaux que par leur caractère conscient ou subjectif.

Le résultat de cette abondance de termes est que

la littérature purement descriptive des émotions est une des parties les plus ennuyeuses de la psychologie ; non seulement elle est ennuyeuse, mais l'on sent que ses subdivisions sont dans une large mesure ou fictives ou sans importance, et que ses prétentions à l'exactitude sont factices. Malheureusement presque tout ce que l'on a écrit en psychologie sur les émotions est purement descriptif. Telles qu'on les dépeint dans les romans, les émotions nous intéressent, car on nous les fait partager ; nous avons fait connaissance avec les objets concrets et les hasards qui les font naître, et toute page où nous trouvons une touche savante d'observation intérieure ne peut manquer de nous faire vibrer promptement. Des œuvres nettement littéraires de philosophie aphoristique jettent aussi des éclairs dans notre vie émotionnelle et nous procurent une joie passagère. En ce qui regarde la « psychologie scientifique » des émotions, il se peut que je sois saturé à force d'avoir lu des travaux classiques sur le sujet, mais je dois avouer que j'aimerais autant lire des descriptions prolixes sur la forme des rochers dans une ferme du New Hampshire que de prendre la peine de relire ces travaux. Nulle part vous n'y trouvez un point de vue central, un principe de déduction ou un principe générateur. On y distingue, on y subtilise, on y spécifie à l'infini sans jamais creuser au-dessous de ces subtilités. Et pourtant la beauté de toute œuvre vraiment scientifique consiste à descendre toujours à des niveaux plus profonds. N'y a-t-il donc aucun moyen de sortir de ce terrain de description individuelle lorsqu'il s'agit des émotions? Mon opinion est qu'il y en a un, mais, je le crains, bien peu voudront en user.

Le malheur des émotions en psychologie est qu'on les regarde beaucoup trop comme des choses absolument individuelles. Tant qu'on les considérera comme autant d'entités psychiques éternelles et sacrées, comme les vieilles espèces immuables en histoire naturelle, tout ce qu'on pourra faire, ce sera de cataloguer respectueusement leurs caractères, leurs qualités et leurs effets spéciaux. Mais si nous les regardons comme des effets de causes plus générales (de même que les « espèces » sont maintenant regardées comme les produits de l'hérédité et de la variation) les distinctions et les classifications deviennent d'importance secondaire. Du moment que nous tenons la poule aux œufs d'or, la description de chaque œuf pondu est une affaire mineure. Or, les causes générales des émotions sont indubitablement physiologiques. Le professeur Lange, de Copenhague, dans la brochure que j'ai citée plus haut, a publié en 1885 une théorie de leur constitution et de leur conditionnement que j'avais déjà esquissée l'année précédente dans un article du *Mind*. Aucune des critiques dont j'ai eu connaissance ne m'a fait douter de la vérité essentielle de cette théorie; je consacrerai donc les quelques pages qui suivent à en donner l'explication. Je me bornerai en premier lieu à ce qu'on peut appeler les émotions *grossières,* le chagrin, la peur, la rage, l'amour ; puis je parlerai des émotions *délicates,* c'est-à-dire de ces émotions dont le retentissement organique est moins évident et moins fort.

L'ÉMOTION SUIT L'EXPRESSION PHYSIQUE, AU MOINS QUAND IL S'AGIT DES ÉMOTIONS GROSSIÈRES.

L'idée que nous nous faisons naturellement de ces émotions grossières, c'est que la perception mentale d'un fait excite l'affection mentale appelée émotion, et que ce dernier état d'esprit donne naissance à l'expression corporelle. Ma théorie, au contraire, est que les *changements corporels suivent immédiatement la perception du fait excitant, et que le sentiment que nous avons de ces changements à mesure qu'ils se produisent c'est l'émotion.* Nous perdons notre fortune, nous sommes affligés, et nous pleurons ; nous rencontrons un ours, nous avons peur, et nous nous enfuyons ; un rival nous insulte, nous nous mettons en colère et nous frappons : voilà ce que dit le sens commun. L'hypothèse que nous allons défendre ici soutient que cet ordre de succession est inexact ; qu'un état mental n'est pas immédiatement amené par l'autre, que les manifestations corporelles doivent d'abord s'interposer entre eux, et que l'assertion la plus rationnelle est que nous sommes affligés parce que nous pleurons, irrités parce que nous frappons, effrayés parce que nous tremblons, et non pas que nous pleurons, frappons ou tremblons parce que nous sommes affligés, irrités ou effrayés, suivant le cas. Sans les états corporels qui la suivent, la perception aurait une forme purement cognitive pâle, décolorée, elle serait sans chaleur émotionnelle. Nous pourrions alors voir l'ours et trouver à propos de nous enfuir, recevoir l'insulte et juger bon de frapper, mais nous n'éprouverions réellement ni frayeur, ni colère.

Présentée aussi crûment l'hypothèse ne rencontrera de prime abord — cela est certain — que de l'incrédulité. Pourtant il n'est pas besoin de considérations nombreuses ou longuement déduites pour en atténuer le caractère paradoxal et peut-être produire la conviction qu'elle est vraie.

Tout d'abord aucun de ceux qui ont lu les deux chapitres précédents[1], ne doutera du fait que les *objets produisent des changements corporels* au moyen d'un mécanisme préétabli, ou du fait que les *changements sont si indéfiniment nombreux et subtils que l'organisme entier peut être appelé une table d'harmonie* que tout changement de conscience, si léger soit-il, peut faire vibrer. Grâce aux changements variés et aux combinaisons dont ces activités organiques sont susceptibles, il est possible d'une façon abstraite, qu'aucune nuance d'émotion, si légère soit-elle, ne se produise sans

1. Les chapitres sur la production du mouvement et sur l'instinct.

une répercussion corporelle aussi une, prise dans sa totalité, que l'état mental lui-même. Le nombre mmense des parties modifiées dans chaque émotion est ce qui nous rend si difficile de reproduire de sang-froid l'expression intégrale et totale de n'importe laquelle d'entre elles. Nous découvrirons peut-être l'artifice quand il s'agira des muscles volontaires, mais nous n'y parviendrons pas pour la peau, les glandes, le cœur et autres viscères. Tout comme un éternuement artificiellement imité manque quelque peu de réalité, de même toute tentative pour imiter une émotion en l'absence de sa cause normale est exposée à « sonner creux ».

Ce qu'il faut ensuite remarquer, c'est que *chacun des changements corporels, quel qu'il soit, est senti d'une manière vive ou d'une manière obscure au moment même où il se produit*. Si le lecteur n'y a jamais fait attention, il apprendra avec surprise et intérêt le nombre de sensations locales corporelles, caractéristiques de ces diverses dispositions émotionnelles, qu'il peut découvrir en lui-même. Ce serait peut-être trop attendre de lui, que de lui demander d'arrêter le cours d'une passion véhémente quelconque afin qu'il puisse se livrer à une analyse aussi curieuse; mais il peut observer des états plus tranquilles, et l'on peut présumer ici que ce qui est vrai des plus faibles l'est également des plus forts. Toute notre capacité « cubique » est sensiblement vivante; et chacune de ses parties, même les plus petites, apporte ses pulsations de sensation obscure ou aiguë, agréable, pénible ou douteuse, à ce sentiment de personnalité que chacun d'entre nous porte invariablement avec soi. Il est surprenant de voir quels menus détails peuvent accentuer ces états complexes de la sensibilité. Lorsque nous éprouvons un léger ennui, nous pourrons trouver que le foyer de notre conscience corporelle est la contraction souvent très peu considérable des yeux et des sourcils. Dans un embarras momentané, c'est quelque chose dans le pharynx qui nous force à avaler ou bien à nous dégager le gosier ou à tousser légèrement; et ainsi de suite pour tous les exemples que l'on pourra citer. Comme il s'agit ici d'une vue d'ensemble plutôt que de détails, je ne m'attarderai pas à discuter les détails mais, prenant pour accordé que tout changement qui a lieu doit être senti, je passe outre.

J'arrive maintenant au point vital de toute ma théorie, qui est le suivant: *Si nous nous représentons une forte émotion, et qu'ensuite nous tentions d'abstraire de la conscience que nous en avons toutes les sensations de ses symptômes corporels nous trouvons qu'il ne nous reste plus rien.* Nulle « étoffe mentale » pour constituer l'émotion; tout ce qui persiste, c'est un état froid et neutre de perception intellectuelle. Il est vrai que si la plupart des personnes que l'on interroge à ce sujet affirment que leur observation intérieure vérifie cette assertion, quelques-unes maintiennent que la leur ne leur montre rien de semblable. Il y a bien des gens à qui l'on ne peut faire comprendre la question. Demandez-leur de retrancher de leur conscience du grotesque d'un objet toute sensation du rire et de la tendance à rire, et de vous dire ensuite à quoi ressemblerait cette sensation de grotesque et si elle serait autre chose que la perception que l'objet appartient à la catégorie des objets amusants, elles soutiennent qu'on leur demande de réaliser une impossibilité physique, et que, de toute nécessité, il leur faut rire si elles voient un objet risible. Il va de soi que ce qu'on demande ce n'est pas de voir réellement un objet risible et de supprimer la tendance au rire. Il s'agit d'un effort purement spéculatif, qui consisterait à retrancher certains éléments de sensation d'un état émotionnel supposé exister dans sa plénitude, et à dire quels sont les éléments résiduels. Je ne puis m'empêcher de croire que tous ceux qui comprennent bien le problème admettront la proposition énoncée ci-dessus. Quelle espèce d'émotion de peur resterait-il, s'il n'y avait ni sensation de battements de cœur ou de respiration peu profonde, ni sensation de chair de poule ou d'agitations viscérales ? Il m'est absolument inpossible de le concevoir. Peut-on se figurer l'état de rage sans le bouillonnement intérieur, la coloration du visage, la dilatation des narines, le grincement des dents, l'impulsion à une action vigoureuse et, à la place de tout cela, des muscles mous, une respiration calme et un visage tranquille? L'auteur de ces lignes, quant à lui, en est certainement incapable. La rage s'est évaporée ici aussi complètement que la sensation de ses prétendues manifestations, et la seule chose que l'on puisse supposer en tenir lieu est une sorte de sentence judiciaire froide et exempte de toute passion, du seul domaine intellectuel, et d'après laquelle une ou plusieurs personnes méritent d'être châtiées pour leurs crimes.

De même pour le chagrin : que serait-il, sans ses larmes, ses sanglots, son oppression du cœur, son angoisse dans le sternum? Un simple jugement intellectuel d'où toute sensation serait absente, que certaines circonstances sont déplorables; rien de plus. Chaque passion à son tour raconte la même histoire. Une émotion humaine sans aucun lien avec le corps n'existe pas; je ne dis pas que ce soit une contradiction dans la nature des choses ou que les purs esprits soient nécessairement condamnés à de froides vies intellectuelles ; mais je dis que pour *nous*, l'émotion dissociée de toute sensation corporelle est inconcevable. Plus je scrute minutieusement mes états d'esprit, plus je me persuade que toute humeur, affection ou passion, que je ressens, est bien réellement constituée par ces changements que d'ordinaire nous appelons son expression ou sa conséquence, et qu'elle est faite de ces changements ; et plus il me semble que si je perdais la faculté corporelle de sentir, je me trouverais exclu de la vie des affections, tendres ou fortes, et traînerais une existence de forme purement cognitive ou intellectuelle. Bien qu'une telle existence paraisse avoir été l'idéal des anciens sages, elle est trop froide pour être avidement recherchée de ceux qui naquirent après le renouveau du culte de la sensibilité, il y a quelques générations.

N'appelons point cette vue matérialiste. Elle n'est ni plus ni moins matérialiste que toute autre vue, d'après laquelle nos émotions sont conditionnées par des processus nerveux. Vraisemblablement, nul lecteur de ce livre ne s'inscrira en faux contre cette assertion, tant qu'elle restera exprimée en termes généraux ; et s'il y a, malgré tout, quelqu'un pour trouver du matérialisme dans la thèse que je défends en ce moment, ce doit être en raison des processus spéciaux invoqués. Ces processus sont de l'ordre de la *sensation ;* ils sont dus à des courants internes provoqués par des événements physiques. De tels processus ont, il est vrai, toujours été regardés par les platonisants en psychologie comme ayant quelque chose de particulièrement bas. Mais nos émotions doivent toujours rester intérieurement ce qu'elles sont, quelle que soit la cause physiologique de leur apparition. Si ce sont des faits spirituels, profonds, purs et dignes, abstraction faite de toutes les théories qu'on peut concevoir sur leur origine physiologique, elles ne resteront pas moins profondes, pures, spirituelles, et dignes d'estime dans la présente théorie à base de sensation. Elles portent avec elles leur propre mesure intérieure de mérite ; et il est tout aussi logique de se servir de la présente théorie des émotions pour prouver que des processus de sensation ne sont pas nécessairement vils et matériels, que de s'appuyer sur leur bassesse et leur matérialité pour prouver qu'une semblable théorie ne peut être vraie.

Si cette théorie est vraie, chaque émotion est la résultante d'une somme d'éléments, et chaque élément a pour cause un procès physiologique d'une nature déjà bien connue. Les éléments sont tous des changements organiques, et chacun d'eux est l'effet réflexe de l'objet excitant. Dès lors des questions définies se posent tout de suite ; questions bien différentes de celles qui étaient seules possibles en l'absence de ce point de vue. Ces dernières avaient trait à la classification : « Quels sont les genres propres de l'émotion et les espèces qui rentrent dans chacun d'eux ? » ou à la description : « Quelle expression caractérise chacune des émotions ? » Les questions sont maintenant causales : « Quels changements précis détermine tel objet ou tel autre ?, et comment se fait-il qu'ils produisent tels changements particuliers, et non pas tels autres ? » Nous passons d'un ordre de recherche superficiel à un ordre profond. La classification et la description sont au plus bas étage de la science. Elles disparaissent dans l'arrière-plan dès que l'on formule des questions d'origine, et ne conservent d'importance qu'autant qu'elles nous aident à résoudre ces dernières. Or, du moment qu'on explique la genèse d'une émotion comme l'éveil par un objet d'une quantité d'actions réflexes qui sont immédiatement senties, *nous voyons tout de suite pourquoi il n'y a pas de limite au nombre des différentes émotions qui peuvent exister, et pourquoi les émotions des différents individus peuvent varier indéfiniment* à la fois quant à leur constitution et quant aux objets qui les engendrent, car il n'y a rien de mystérieux ou de fixe de toute éternité dans l'action réflexe. Toute sorte d'action réflexe est possible, et les réflexes, comme nous le savons, varient réellement d'une manière indéfinie.

« Nous avons tous vu des hommes que la joie rendait muets, au lieu de les faire parler ; nous avons vu la frayeur porter le sang à la tête de sa victime, au lieu de la faire pâlir ; nous avons vu l'homme triste promener sans trêve çà et là ses lamentations au lieu de se tenir courbé et muet, etc., etc. ; et cela est assez naturel, car une seule et même cause peut affecter différemment les vaisseaux sanguins des personnes diverses (puisque ces vaisseaux ne réagissent pas toujours de la même manière) et qu'en outre l'impulsion, en traversant le cerveau pour arriver au centre vaso-moteur, est influencée différemment par diverses impressions antérieures sous forme de souvenirs ou d'associations idées [1]. »

1. Lange, *op. cit.,* p. 134.

Bref, l'on voit qu'une classification quelconque des émotions est aussi vraie et aussi « naturelle » que n'importe quelle autre, tant qu'elle répond à un but, et l'on voit également qu'une question telle que celle-ci : « Quelle est l'expression réelle ou typique de la colère ou de la peur ? » n'a aucune signification objective. Au lieu de cette question, nous avons maintenant la suivante : Comment une « expression » quelconque de colère ou de peur a-t-elle pu se produire ? Et c'est là une question bien réelle de mécanique physiologique d'une part, et d'histoire de l'autre, qui (comme toute question réelle) est essentiellement susceptible d'une réponse, si difficile à trouver qu'elle puisse être. Je mentionnerai plus loin les essais qu'on a tentés pour donner cette réponse.

DIFFICULTÉ DE SOUMETTRE LA THÉORIE A UNE ÉPREUVE EXPÉRIMENTALE.

J'ai exposé ce qui me semble la manière la plus avantageuse de concevoir les émotions. Il faut considérer cette conception comme une hypothèse : elle PEUT être vraie, mais rien de plus, et il s'en faut beaucoup que la preuve définitive soit faite. Néanmoins, le seul moyen de démontrer péremptoirement qu'elle est fausse serait de prendre une émotion, et d'y faire voir des qualités de sensation dont on prouverait qu'elles s'ajoutent à toutes celles qui peuvent provenir des organes affectés au même moment. Mais ce serait manifestement une tâche au-dessus du pouvoir de l'homme que de découvrir d'une manière certaine de telles qualités de sensation purement spirituelles. Comme le dit le professeur Lange, nous n'avons absolument aucun critérium immédiat pour nous permettre de distinguer entre des sensations corporelles et des sensations spirituelles; et je puis ajouter que plus nous aiguisons notre *faculté* d'introspection, plus toutes nos qualités de sensation se *localisent*, et par conséquent plus le discernement devient difficile[1].

D'autre part, nous obtiendrions une preuve positive de la théorie si nous pouvions trouver un sujet absolument anesthésié, intérieurement et extérieurement, mais non pas paralytique, de telle sorte que les objets capables de provoquer l'émotion pussent susciter de sa part les expressions corporelles ordinaires, et qui, interrogé, affirmerait qu'il n'a ressenti aucune affection émotionnelle subjective. Un homme de ce genre ressemblerait à une personne qui paraît affamée parce qu'elle mange, mais qui avoue ensuite qu'elle n'avait aucun appétit. Des cas de cette nature sont extrêmement difficiles à découvrir. La littérature médicale, à ma connaissance, n'en contient que trois. Dans le cas fameux de Remigius Leins, les auteurs du rapport ne font aucune mention de la condition émotionnelle du sujet. Dans le cas du Dr Winter[2], on dit que le patient était inerte et phlegmatique, mais le Dr Winter m'informe qu'on n'a guère donné d'attention à son état psychique. Dans le cas extraordinaire rapporté par le professeur Strumpell (j'y

1. Le Professeur Höffding, dans son excellent traité de Psychologie, admet (p. 342) un mélange de sensation physique et d'affection purement spirituelle dans les émotions. Mais, il ne parle pas des difficultés qu'il y a à les distinguer (et ne montre pas même qu'il ait suffisamment envisagé ces difficultés).

2. *Ein Fall von allgeimener Anaesthésie* (Heidelberg, 1882).

reviendrai plus tard au sujet d'autre chose)[1] nous lisons que le patient, apprenti cordonnier âgé de quinze ans, entièrement anesthésié, intérieurement et extérieurement, à l'exception d'un œil et d'une oreille, avait manifesté de la *honte* dans un occasion où il avait sali son propre lit, et du *chagrin* à la pensée qu'il ne pourrait plus goûter la saveur d'un mets qu'on lui présentait et qui était autrefois son mets préféré. Le Dr Strumpell a également l'obligeance de m'informer que le sujet, dans certaines occasions, avait manifesté de la surprise, de la peur et de la colère. Toutefois on ne semble pas, en l'observant, avoir songé à rien d'analogue à la présente théorie ; et il reste toujours possible que, de même qu'il satisfaisait ses appétits et ses besoins naturels de propos délibéré, et sans aucun sentiment interne, ses expressions émotionnelles puissent n'avoir été accompagnées d'aucune affection intérieure[2]. Tout cas nouveau d'anesthésie

1. Ziemsen's *Deutsches Archiv für klinische Medicin*, XXII, 321.

2. Les cas assez communs d'hémianesthésie hystérique ne sont pas assez complets pour être utilisés dans cette étude. De plus, les recherches récentes, dont il a été parlé quelque peu dans le chapitre IV, tendent à montrer que l'anesthésie hystérique n'est pas une absence réelle de sensibilité, mais une « désagrégation », comme l'appelle M. Pierre Janet, ou une séparation de certaines sensations du reste de la conscience de la personne, le reste formant le moi qui reste en relation avec les organes ordinaires d'expression. La conscience désagrégée forme un moi secondaire ; et M. Janet m'écrit qu'il ne voit pas de raison

générale devrait être soigneusement examiné quant à la sensibilité émotionnelle interne, en tant que distincte des « expressions » d'émotion que les circonstances peuvent susciter.

pour que les sensations désagrégées de la conscience générale et pratiquement inconscientes ne contribuent pas néanmoins à la vie émotionnelle du sujet. Elles contribuent toujours à la fonction de locomotion, car chez son sujet L. il n'y avait pas d'ataxie, malgré l'anesthésie. M. Janet, à propos de son sujet anesthésique L, m'écrit qu'elle semblait « souffrir par hallucination ». Je l'ai souvent piquée ou brûlée sans l'avertir et sans qu'elle me vît. Elle ne bougeait pas et évidemment ne s'apercevait de rien. Mais si, dans ses mouvements subséquents, elle apercevait son bras blessé, et *voyait* sur sa peau une petite goutte de sang provenant d'une coupure légère, elle se mettait à pleurer et à se lamenter comme si elle éprouvait une grande souffrance. « Mon sang coule, disait-elle un jour, je *dois* souffrir beaucoup ! » — Elle souffrait par hallucination. Cette sorte de souffrance est très générale chez les hystériques. Il suffit de la plus légère suggestion d'une modification physique pour que leur imagination fasse le reste et invente des changements qui n'ont pas été sentis. » Voyez les remarques publiées plus tard dans l'*Automatisme psychologique* de Janet, pp. 214-15.

EXAMEN DES OBJECTIONS.

Mentionnons maintenant quelques objections. Les réponses rendront la théorie encore plus plausible.

PREMIÈRE OBJECTION. — On peut dire qu'il n'y a aucune preuve évidente à l'appui de ce postulat que des perceptions particulières produisent *effectivement* des effets corporels très étendus par une sorte d'influence physique immédiate, antérieure à l'apparition d'une émotion ou d'une idée émotionnelle.

Réponse. — Nous avons très certainement cette preuve. Quand nous écoutons de la poésie, un drame, ou la narration d'un fait héroïque, souvent nous sommes surpris du tremblement cutané qui nous envahit comme une vague soudaine ; nous sommes surpris de voir que, par moments et d'une manière inattendue, notre cœur se gonfle et nos larmes coulent. Il en est de même, et d'une façon encore plus frappante, quand nous écoutons de la musique. S'il nous arrive de voir soudainement une forme noire se mouvoir dans les bois, les battements de notre cœur s'arrêtent, et nous retenons immédiatement notre souffle, avant même qu'aucune idée précise de danger ait pu s'éveiller. Si un ami s'approche du bord d'un précipice, nous éprouvons la sensation bien connue de la chute, et nous nous reculons en arrière, alors que nous savons parfaitement qu'il est sain et sauf, et que nous n'avons aucune représentation distincte de sa chute. L'auteur se rappelle fort bien l'étonnement qu'il éprouva, lorsque, vers l'âge de sept ou huit ans, il s'évanouit en voyant saigner un cheval. Le sang était dans un seau, avec un bâton dedans, et, si la mémoire ne lui fait pas défaut, l'auteur le remua et le vit s'égoutter du bâton sans aucune autre sensation que celle d'une curiosité enfantine. Soudainement tout devint noir ; ses oreilles se mirent à tinter, et il perdit connaissance. Jamais il n'avait entendu dire que la vue du sang produisait l'évanouissement ou la nausée, et cette vue lui causait si peu de répugnance ou de crainte d'un danger quelconque que même à un âge aussi tendre, — il s'en souvient très bien — il ne put s'empêcher de s'étonner que la seule présence physique d'un seau de liquide rouge ait pu déterminer en lui des effets corporels aussi formidables.

Le professeur Lange écrit :

« Personne ne s'est jamais avisé de distinguer d'une émotion véritable celle que provoque un bruit soudain et violent. Nul n'hésite à appeler cette émotion une sorte de frayeur, et, de fait, elle présente les caractères ordinaires de la frayeur. Pourtant elle n'est nullement liée à l'idée de danger, et n'est d'aucune façon occasionnée par des associations d'idées, souvenirs, ou autres processus mentaux. Les symptômes de la peur succèdent immédiatement au bruit, sans aucune trace de peur morale. Bien des personnes ne peuvent jamais s'habituer à rester près d'un canon quand on le tire, alors qu'elles savent parfaitement qu'il n'y a de danger ni pour elles-mêmes ni pour les autres ; — le simple bruit est déjà trop pour elles [1]. »

Figurez-vous deux lames de couteaux en acier, dont les côtés tranchants se croiseraient à angles droits, et qui se balanceraient de côté et d'autre. Toute notre organisation nerveuse est sur le qui-vive à cette idée ; pourtant quelle émotion peut-il y avoir là sauf une sensation nerveuse désagréable ou la crainte de ce qui pourrait arriver ? Le fonds et le capital entier de l'émotion est ici l'effet corporel dépourvu de sens que les lames de couteaux produisent immédiatement. Ce cas représente une classe tout entière : lorsqu'une émotion idéale semble précéder les symptômes corporels, elle n'est souvent rien d'autre qu'une représentation anticipée des symptômes eux-mêmes. Celui qui s'est une fois évanoui à la vue du sang pourra n'assister aux préparatifs d'une opération chirurgicale qu'avec un serrement de cœur et une anxiété irrésistibles. Il anticipe sur certaines sensations et l'anticipation en hâte l'arrivée. Dans les cas de terreur morbide, les

1. *Op. cit.* p. 63.

sujets avouent fréquemment que ce qui les possède paraît être, plus que tout le reste, la peur de la peur elle-même. Dans les formes variées de ce que le professeur Bain appelle « l'émotion tendre », bien que l'objet propre doive d'ordinaire être directement sous les yeux avant que l'émotion puisse se produire, cependant il arrive parfois que la seule pensée des symptômes de l'émotion elle-même puisse avoir le même effet. Chez les natures sentimentales, la pensée du « désir » produira un désir réel. Pour ne pas citer d'exemples d'émotions de nature grossière, la simple idée des caresses qu'elle prodigue à son enfant peut provoquer chez une mère un spasme d'attendrissement maternel.

Dans de pareils cas, nous voyons clairement comment l'émotion commence et finit par ce que nous appelons ses effets ou manifestations. Elle n'a pas de *status* mental, sauf en tant qu'elle est une sensation vive ou bien une idée des manifestations ; celles-ci constituent tout son matériel, sa somme totale et sa substance. Ces cas devraient nous faire voir que la sensation des manifestations peut toujours jouer un rôle beaucoup plus considérable dans la formation de l'émotion que nous ne le supposons d'ordinaire.

La meilleure preuve que la cause immédiate de l'émotion est un effet physique produit sur les nerfs nous est fournie par *ces cas pathologiques dans lesquels l'émotion n'a pas d'objet*. De fait, un des principaux mérites de la théorie que je propose paraît consister en ce qu'elle nous permet de comprendre avec la plus grande facilité les cas pathologiques et les cas normaux sous une formule commune. Dans toute maison d'aliénés, nous trouvons des exemples de crainte, de colère, de mélancolie ou d'orgueil absolument sans motifs, et d'autres d'une apathie également sans motifs, et qui persiste quelques bonnes raisons de céder qu'on puisse lui fournir. Dans les premiers cas, il nous faut supposer que le mécanisme nerveux est si facile à entraîner dans une certaine direction émotionnelle que presque tout stimulus (même le moins approprié) la fait se renverser dans cette direction et engendrer le « complexus » particulier de sensation qui constitue le corps psychique de l'émotion. Ainsi, pour prendre un exemple particulier, si l'incapacité de respirer longuement, les battements précipités du cœur, et cette modification épigastrique spéciale éprouvée comme « anxiété précordiale », avec une tendance irrésistible à prendre une attitude accroupie et à se tenir immobile, — tout cela joint à peut-être certains autres processus viscéraux inconnus jusqu'à présent — se produisent spontanément et à l'unisson chez une personne, la sensation que cette personne aura de leur combinaison est l'émotion de la peur, et cette personne est victime de ce qu'on appelle la peur morbide. Un ami qui de temps à autre a eu des attaques de cette maladie, — l'une des plus tristes de toutes, — me dit que dans son cas le drame tout entier paraît se concentrer autour de la région du cœur et de l'appareil respiratoire, que son effort principal pendant l'attaque est de contrôler sa respiration et de retenir les mouvements de son cœur, et que du moment où il réussit à respirer profondément et à se tenir droit, la frayeur semble disparaître *ipso facto*[1].

Ici l'émotion n'est autre que le sentiment d'un état corporel, et sa cause est purement corporelle.

Tous les médecins qui ont eu une grande pratique générale ont vu des cas de dyspepsie dans lesquels un état d'abattement constant et des attaques occasionnelles de terreur rendaient la condition du patient misérable à l'excès. J'ai souvent

1. Il faut avouer qu'il y a des cas de peur morbide dans lesquels le cœur n'éprouve guère de perturbation réelle. Mais ces cas ne prouvent rien contre notre théorie, car il est évidemment possible que les centres corticaux qui perçoivent normalement la peur comme une combinaison de sensations cardiaques et autres sensations organiques dues à une modification physique réelle soient excités *tout d'abord* dans une maladie cérébrale et donnent naissance à l'hallucination que les modifications produisent dans cet endroit ; hallucination de peur, par conséquent, qui coexiste avec un pouls comparativement calme, etc. Je dis que cela est possible, car je ne connais pas d'observations qui permettraient de vérifier le fait. La transe, l'extase, etc., offrent des exemples analogues, pour ne rien dire des rêves ordinaires. Dans toutes ces conditions, il est possible d'éprouver les sensations subjectives les plus vives soit de l'œil ou de l'oreille, ou des sensations d'un caractère viscéral et émotionnel, comme un résultat de la seule activité des centres nerveux, et néanmoins, d'après mon opinion, avec un calme complet à la périphérie.

observé ces cas et les ai suivis de très près, et je n'ai jamais vu de souffrance d'aucune sorte pire que celle dont j'ai été témoin pendant ces attaques.

... Par exemple, un homme souffre de ce que nous appelons dyspepsie nerveuse. Un jour, vers le milieu de l'après-midi je suppose, une de ces attaques de terreur s'abat sur lui sans aucun avertissement ou aucune cause visible. Ce que le patient éprouve tout d'abord est un malaise très grand mais vague. Puis il remarque que son cœur bat beaucoup trop violemment. En même temps des chocs ou étincelles semblables à des décharges électriques, violents au point d'en être douloureux, se succèdent à travers son corps et ses membres. Il tombe alors, au bout de quelques minutes, dans l'état de la plus intense frayeur. Il n'a peur de rien en particulier; il a tout bonnement peur. Son esprit est parfaitement lucide. Il cherche une cause à son état misérable, et n'en trouve pas. Bientôt sa terreur est telle qu'il se met à trembler violemment et à pousser des gémissements profonds ; son corps est humide de sueur ; il a la bouche parfaitement sèche, et à cette phase il n'a pas de larmes dans ses yeux, bien que sa souffrance soit intense. Lorsque le paroxysme de l'attaque est atteint et dépassé, il se produit une abondante effusion de larmes, ou bien un état mental dans lequel le malade se met à pleurer pour le plus léger motif. Puis une grande quantité d'urine pâle s'écoule. Alors l'action du cœur redevient normale, et l'accès disparaît[1]. »

Autre exemple :

« Il y a des déchaînements de rage si insensés et si furieux que tout le monde est forcé d'admettre qu'ils sont des symptômes de folie. Pour celui qui n'a pas reçu d'éducation médicale, rien peut-être n'est plus instructif que l'observation de cette rage pathologique, surtout quand elle est pure, isolée de tout autre trouble moral, comme c'est le cas dans les formes morbides d'ailleurs assez rares connues sous le nom de « furies passagères ». L'accès paraît sans le moindre motif chez les sujets, d'ailleurs parfaitement raisonnables, qui y sont disposés ; et pour parler de cette maladie comme l'auteur le plus récent (O. Schwartzer, *La fureur passagère*), il les jette dans un état paroxystique de fureur sauvage caractérisé par des impulsions terribles, aveugles, à la destruction et à la violence. Le patient fond soudain sur ceux qui l'entourent, les bat, les frappe à coups de pied, les étrangle s'il peut les saisir à la gorge, jette tout ce qu'il peut atteindre autour de lui, casse et brise ce qu'il rencontre, déchire ses vêtements, pousse des hurlements, roule des yeux flamboyants qui étincellent et présente en outre tous les symptômes de congestion vaso-motrice que nous savons être les concomitants de la rage ; le visage est rouge, tuméfié, les

1. R. M. Burke *Man's Moral Nature* (N. Y..., 1879, p. 97).

joues chaudes, les yeux hors de l'orbite, la conjonctive gorgée de sang, le cœur renforcé, le pouls à 120. Les artères cervicales se gonflent et battent, les veines sont tuméfiées, la salive coule. L'accès ne dure que quelques heures et se termine soudain par un sommeil de huit à douze heures, après lequel le malade a tout à fait oublié ce qui s'est passé[1]. »

Dans ces conditions émotionnelles sans cause (extérieure), les *voies* spéciales qui sont prêtes pour l'explosion sont *déchargées* par toute sensation qui se présente. Lorsque nous avons le mal de mer, toute odeur, toute saveur, tout son, tout spectacle, tout mouvement, toute expérience sensible, quelle qu'elle soit, augmente notre nausée : de même la terreur morbide ou la colère s'accroissent du fait de toute sensation qui ébranle les centres nerveux. Un repos absolu est le seul traitement applicable pour le moment. Il me semble impossible de ne pas admettre que dans tout cela c'est l'état corporel qui se produit tout d'abord, l'émotion mentale ne venant qu'ensuite. L'*intellect* peut, de fait, se trouver si peu affecté qu'il lui soit possible de jouer pendant tout le temps le rôle d'un spectateur de sang-froid, et de remarquer l'absence d'un objet réel d'émotion[2].

1. Lange, *op. cit.*, p. 114.

2. J'incline à croire que dans quelques états hystériformes de chagrin, de rage, etc., les perturbations viscérales sont moins fortes que celles qui se traduisent par

Quelques mots de Henle pourront terminer ma réponse à la première objection :

« Ne semble-t-il pas que les choses se passent comme si les excitations des nerfs corporels rencontraient les idées à mi-chemin, afin d'élever celles-ci à la hauteur d'émotions? (Remarquez avec quelle justesse ceci exprime notre théorie !) Qu'elles le fassent réellement, cela est prouvé par les cas dans lesquels les nerfs particuliers, lorsqu'ils sont spécialement irritables, participent à l'émotion et en déterminent la qualité. Quand on souffre d'une plaie ouverte, tout spectacle pénible ou horrible cause une souffrance dans la plaie. Chez ceux qui souffrent d'une maladie de cœur, il se développe une excitabilité psychique souvent incompréhensible aux patients eux-mêmes, mais qui pro-

une expression extérieure. Nous avons alors un déploiement verbal extraordinaire, et rien à l'intérieur. Tandis que les assistants s'émeuvent de compassion ou pâlissent d'alarme, le sujet se laisse aller, mais sent qu'il n'est pas sincère et se demande combien de temps il pourra faire durer la comédie. Les attaques se produisent souvent avec une soudaineté surprenante. Le traitement à suivre ici est d'intimider le patient par une volonté plus forte que la sienne. Mettez-vous en colère, s'il s'y met. Voilà les cas de manifestations physiques considérables en apparence et d'émotion subjective réelle comparativement faible dont on peut se servir pour jeter le discrédit sur la théorie soutenue dans le texte. Il est probable que dans ces cas les manifestations viscérales sont excessivement faibles comparées à celles des organes vocaux. L'état du sujet est quelque peu analogue à celui d'un acteur qui joue froidement son rôle.

vient de ce que le cœur est exposé à palpiter. J'ai dit que la qualité même de l'émotion est déterminée par les organes disposés à y participer. Tout aussi sûrement qu'un sombre pressentiment fondé sur l'observation des constellations s'accompagnera d'une sensation d'oppression dans la poitrine, une semblable sensation d'oppression, lorsqu'elle est due à une maladie des organes thoraciques, s'accompagnera de pressentiments sans raison. Une chose aussi insignifiante qu'une bulle d'air qui s'élève de l'estomac à travers l'œsophage, et, s'attardant quelques minutes en chemin, exerce une pression sur le cœur, peut occasionner un cauchemar durant le sommeil et produire une vague anxiété pendant la veille. D'autre part, nous voyons que les idées joyeuses dilatent nos vaisseaux sanguins, et qu'une quantité convenable de vin, précisément en dilatant les vaisseaux, nous dispose à des idées joyeuses. Si les joyeux propos et le vin se prêtent un mutuel secours, ils se suppléent réciproquement dans la production de l'effet émotionnel, et nous demandons d'autant moins à la conversation, que le vin se charge du plus gros de la tâche [1].

Seconde Objection. — Si notre théorie est vraie,

1. *Op. cit.*, p. 72. — Lange attache une grande importance aux drogues qui agissent sur les nerfs, car il s'appuie sur leurs effets pour démontrer que les influences de nature physique sur le corps sont le fait initial dans la production des émotions.

elle devrait nécessairement avoir le corollaire suivant, savoir que toute production volontaire et calme des prétendues manifestations d'une émotion spéciale devrait nous donner cette émotion elle-même. Or (dit l'objection), l'on trouve que tel n'est pas le cas. Un acteur peut très bien simuler une émotion tout en restant froid dans son for intérieur; nous pouvons tous faire mine de pleurer sans ressentir aucun chagrin, et feindre de rire sans être amusés.

Réponse. — Dans la majorité des émotions cette expérience est impossible car un grand nombre de manifestations se produisent dans des organes sur lesquels nous n'exerçons aucun contrôle volontaire. Peu de personnes, par exemple, sont capables, en feignant de pleurer, de verser des larmes réelles.

Mais dans les limites où la vérification est possible, l'expérience confirme plutôt qu'elle n'infirme le corollaire de notre théorie sur lequel s'appuie la présente objection. Chacun sait comment la fuite aggrave une panique, et comment on augmente le chagrin ou la colère en se laissant aller aux symptômes de ces passions. Chaque accès de sanglots rend le chagrin plus intense, et appelle un autre accès encore plus violent, jusqu'à ce qu'enfin le repos vienne avec la lassitude et l'épuisement apparent de la machine. Dans la rage, on sait comment nous nous « montons » au paroxysme par des explosions répétées d'expressions.

Refusez-vous à exprimer une passion, et elle

meurt. Comptez jusqu'à dix avant de donner libre cours à votre colère, et l'occasion qui l'a fait naître vous semblera ridicule. Siffler pour se donner du courage n'est pas une simple figure de rhétorique. D'autre part, restez assis toute la journée dans une attitude languissante, soupirez et répondez à tout d'une voix attristée, et votre mélancolie persistera. Il n'y a pas, dans l'éducation morale, de précepte de plus haute valeur que le suivant, comme le savent tous ceux qui ont de l'expérience : si nous voulons nous rendre maîtres de tendances émotionnelles peu désirables pour nous-mêmes, nous devons nous livrer assidûment, et tout d'abord de sang-froid, aux *mouvements extérieurs* correspondant aux dispositions contraires que nous préférons cultiver. Notre persévérance sera infailliblement récompensée par la disparition de la maussaderie, ou de la dépression, et l'éclosion, à leur place, d'une gaîté et d'une bonté vraies. Prenez un air réjoui, donnez une expression vive à votre œil, tenez-vous droit plutôt que courbé, parlez sur un mode majeur, faites des compliments enjoués, et il faudra que votre cœur soit vraiment de glace s'il n'arrive pas à se fondre peu à peu !

Cette vérité est admise par tous les psychologues ; mais ils n'en voient pas toute l'importace. Le professeur Bain, par exemple, écrit :

« Nous trouvons que les courants émotionnels faibles, produits par une excitation faible, sont suspendus intérieurement s'ils sont arrêtés extérieurement; les courants cérébraux et l'agitation des centres meurent si on leur refuse toute issue externe. C'est par ce moyen que nous supprimons la pitié, la colère, la peur, l'orgueil, dans une foule d'occasions insignifiantes. S'il en est ainsi, il faut admettre que la suppression des mouvements actuels tend à supprimer les mouvements qui les provoquent, de sorte que l'apaisement externe est suivi d'apaisement interne. Cet effet ne se produirait jamais si le courant cérébral ne dépendait pas quelque peu de la libre manifestation d'une émotion...

Par la même intervention, nous pouvons réveiller une émotion apaisée. En produisant les manifestations externes, les nerfs sont peu à peu atteints par contagion, et finalement le courant diffus est provoqué par une sorte d'induction *ab extra*... C'est ainsi que parfois, forcés de donner à nos traits une expression joyeuse, nous arrivons à nous trouver dans un joyeux état d'esprit[1] »

Nous avons quantité d'autres témoignagnes de même nature. Burke, dans son traité sur le Sublime et le Beau, écrit ce qui suit du célèbre physionomiste Campanella :

« Cet homme, à ce qu'il paraît, non seulement avait fait des observations très exactes sur les visages humains, mais il était fort habile dans la mimique de ceux qui étaient remarquables à un

1. *Les Emotions et la Volonté*, pp. 361-2, trad. franç. p. 351-3 (Paris, F. Alcan).

point de vue quelconque. Quand il voulait pénétrer les inclinations de ceux avec lesquels il avait affaire, il composait son visage, ses gestes et son corps entier, aussi parfaitement qu'il le pouvait, à l'exacte similitude de la personne qu'il voulait examiner ; puis il observait soigneusement quelle tournure d'esprit le changement paraissait produire en lui. De cette façon, dit mon auteur, il pouvait pénétrer les dispositions et les pensées des autres aussi réellement que s'il avait été changé en eux. J'ai souvent observé (Burke parle maintenant de lui-même), qu'en imitant l'apparence et les gestes de personnes en colère, placides, effrayées, ou audacieuses, j'arrivais involontairement à tourner mon esprit dans la direction de la passion dont j'essayais de reproduire l'expression ; bien plus, je suis convaincu qu'il est très difficile d'éviter ce résultat, alors même qu'on s'efforcerait de séparer la passion des gestes qui lui correspondent [1]. »

Par contre, on pourra dire que bien des acteurs

1. Cité par Dugald Stewart, *Eléments* (Edition d'Hamilton), III, 140. Fechner (*Vorschule der Aesthetik*, 136) en dit à peu près autant de lui-même : « On peut trouver par sa propre observation que le fait d'*imiter* l'expression physique d'un état mental nous le fait comprendre beaucoup mieux que si nous nous bornions à le contempler..... Quand je marche derrière une personne que je ne connais pas et que j'imite aussi exactement que possible son port et sa démarche, j'obtiens la plus curieuse impression de la sensation, telle que la personne elle-même doit la ressentir. Affecter la démarche d'une jeune femme vous met, pour ainsi dire, dans un état d'esprit féminin. »

qui imitent parfaitement les signes extérieurs de l'émotion dans le visage, la démarche et la voix, déclarent qu'ils ne ressentent absolument aucune émotion. D'autres pourtant, suivant M. Wm. Archer, qui a fait parmi les acteurs une enquête statistique des plus instructives, disent qu'ils ne peuvent bien jouer un rôle sans que l'émotion de ce rôle les domine [1].

« Je pâlis souvent », écrit Miss Isabel Bahman, « dans les scènes de terreur ou de vive excitation. On me l'a dit bien des fois, et je sens parfaitement le froid, le tremblement et la pâleur m'envahir dans les situations émouvantes. » « Lorsque je joue la rage ou la terreur », écrit M. Lionel Brough, « je crois que je pâlis. Ma bouche se dessèche, ma langue adhère au palais. Dans « Bob Acres », par exemple (dernier acte), je suis obligé d'humecter constamment mes lèvres, autrement je ne puis plus articuler. Il me faut « avaler le morceau. » Tous les artistes qui ont une grande expérience des rôles émotionnels sont unanimes sur ce point... « Jouer un rôle avec son cerveau », dit Miss Murray, « est infiniment moins fatigant que de le jouer avec son cœur. Une aventurière fatigue moins le physique qu'une héroïne sympathique. L'effort musculaire requis est alors comparativement peu considérable »..... « L'émotion qui accompagne le

1. « *The Anatomy of Acting* », dans le Magazine de Lagman, vol. XI, pp. 266, 375, 498 (1888), depuis lors publié de nouveau sous forme de livre.

jeu de l'acteur », écrit M. Howe, « détermine une bien plus grande transpiration que la fatigue physique. J'ai toujours transpiré abondamment en jouant Joseph Surface, rôle qui ne demande que peu ou point d'action »..... « La fatigue que j'éprouve », écrit Miss Forbes Robertson, « est en rapport avec l'émotion que je dois exprimer, nullement avec l'action physique »..... « J'ai toujours joué Othello », écrit M. Coleman, « depuis l'âge de dix-sept ans (à dix-neuf ans j'ai eu l'honneur de jouer le Maure avec Macready comme Iago); eh bien, j'ai beau ménager mes forces de mon mieux, voilà un rôle, le rôle des rôles, qui me laisse toujours physiquement épuisé. Je n'ai jamais trouvé enduit coloré qui pût tenir sur mon visage, et pourtant j'ai essayé toutes les préparations connues. Le titanique Edwn Forest lui-même m'a dit que le rôle d'Othello le terrassait toujours, et j'ai entendu Charles Kean, Phelps, Brooke, Dillim, m'en dire tout autant. D'autre part, j'ai souvent joué Richard III sans qu'un cheveu de ma tête vînt à bouger [1]. »

L'explication de la contradiction entre acteurs est probablement celle-là même que ces citations suggèrent. La partie *viscérale et organique* de l'expression peut se supprimer chez certains hommes, mais non pas chez d'autres, et c'est de là que dépend probablement la partie essentielle de l'émo-

1. P. 394.

tion ressentie. Coquelin et les autres acteurs qui restent froids intérieurement peuvent sans doute opérer complètement la dissociation. Nous devons au prof. Sikorsky, de Kieff, un important article sur l'expression faciale des aliénés, publié dans le Neurologisches Centralblatt de 1887. Ayant lui-même longuement pratiqué la mimique faciale, il s'exprime ainsi :

« Lorsque je contracte les muscles de mon visage dans une combinaison mimique quelconque, *je n'éprouve aucune excitation émotionnelle;* la mimique est donc artificielle au sens le plus complet du mot, ce qui ne l'empêche pas d'être irréprochable au point de vue de l'expression[1]. »

Le contexte nous apprend néanmoins que les exercices du professeur Sikorsky devant son miroir lui ont acquis une telle virtuosité dans le contrôle de ses muscles *faciaux* qu'il peut ne tenir aucun compte de leur association naturelle, et les contracter dans n'importe quel ordre de groupement, de chaque côté du visage isolément, et chacun à part. Il est probable que chez lui la mimique faciale est chose entièrement restreinte et localisée, sans aucune modification sympathique d'aucune sorte par ailleurs.

Troisième Objection. — La manifestation d'une émotion, bien loin d'augmenter l'émotion, la fait cesser. La rage s'évapore après une bonne explo-

1. P. 496.

sion ; ce sont les émotions contenues qui « travaillent le cerveau comme la folie ».

Réponse. — L'objection néglige de distinguer entre ce qui est senti *pendant* et ce qui est senti *après* la manifestation. *Pendant* la manifestation, l'émotion est toujours sentie. Dans le cours normal des choses, l'émotion, moyen naturel de décharge épuise les centres nerveux, et le calme émotionnel s'ensuit. Mais s'il y a simplement suppression des pleurs ou de la colère, l'objet qui cause le chagrin ou la rage restant le même devant l'esprit, le courant qui aurait envahi les voies normales se précipite dans d'autres canaux, car il lui faut absolument une issue. Il peut alors produire des effets différents et pires. Ainsi la méditation de la vengeance peut remplacer une explosion d'indignation ; une chaleur sèche peut consumer un homme qui voudrait bien pleurer, et ne le peut ; ou bien, sui vant l'expression de Dante, son intérieur peut se transformer en pierre, jusqu'à ce que les larmes ou un déchaînement de colère amènent un heureux soulagement. Ceci arrive lorsque le courant est assez fort pour prendre une route pathologique, la voie normale étant barrée. Quand cela a lieu, un débordement immédiat peut être ce qu'il y a de préférable. Mais ici, pour citer de nouveau le prof. Bain :

« Tout ce que nous voulons dire c'est qu'une émotion peut être trop forte pour qu'on y résiste, et que nous ne faisons alors que perdre notre temps à tenter la résistance. Si nous avons réellement la force d'arrêter le torrent, il n'y a pas plus de raison de ne pas nous y essayer que lorsqu'il s'agit de sentiments plus faibles. Et, sans aucun doute, le contrôle *habituel* des émotions ne s'obtiendra pas sans un effort systématique, portant sur les émotions faibles aussi bien que sur les fortes. »

Quand nous apprenons aux enfants à réprimer leur langage et leurs gestes émotionnels, ce n'est pas pour les amener à *sentir* davantage, — bien au contraire. C'est pour les amener à *penser* davantage ; car, jusqu'à un certain point, tout courant détourné des régions inférieures doit augmenter l'activité des parties pensantes du cerveau. Dans l'apoplexie et autres accidents cérébraux nous avons des conditions inverses, je veux dire un obstacle au passage des courants à travers les régions de la pensée, et en même temps une tendance plus forte des objets à envoyer des courants inférieurs dans les organes du corps. Il en résulte des pleurs, des accès de rire et de colère provoqués par la cause la plus insignifiante, suivis d'une faiblesse proportionnelle de pensée logique, de la force d'attention volitionnelle et de la décision, — défauts dont nous voulons précisément corriger nos enfants. Nous disons, il est vrai, de certaines personnes, « qu'elles sentiraient plus si elles exprimaient moins ». Et, chez une autre classe de personnes, l'énergie explosive avec laquelle la passion se manifeste dans des occasions critiques semble corrélative de la façon dont elles la compriment dans les intervalles. Mais ce ne sont là que des types excentriques de caractère, et la loi énoncée dans le dernier paragraphe prévaut pour les types communs. Le sentimental est construit de telle sorte que l' « effusion » est son mode normal d'expression. Si vous mettez un frein à cette « effusion » vous ne déterminez que dans des limites très restreintes des activités plus « réelles » à se faire jour à sa place ; somme toute, vous ne produirez que de la nonchalance. D'autre part, le lourd et bilieux « volcan qui dort » peut réprimer tant qu'il voudra l'expression de ses passions ; il les verra expirer si elles ne trouvent pas d'issue ; tandis que si les rares occasions qu'il juge dignes d'un déchaînement de passion viennent à se multiplier, il trouvera que ses passions deviennent plus intenses avec l'âge. En somme, je ne puis trouver de valeur à cette troisième objection.

Si notre hypothèse est vraie, elle nous fait comprendre mieux que jamais à quel point notre vie mentale est liée à notre constitution organique, au sens le plus strict du mot. L'enthousiasme, le ravissement, l'amour, l'ambition, l'indignation et l'orgueil considérés comme sentiments, croissent sur le même sol que les sensations les plus grossières de plaisir et de souffrance. Mais le lecteur se souviendra que, dès le début, nous sommes convenu de restreindre cette assertion à ce que nous avons alors appelé les émotions

« grossières », et de laisser de côté ces états intérieurs de sensibilité émotionnelle qui paraissaient à première vue ne déterminer aucuns résultats corporels. Il nous faut maintenant dire quelques mots de ces derniers sentiments, les émotions « délicates », comme nous avons alors décidé de les appeler.

LES ÉMOTIONS DÉLICATES.

Sous ce titre nous comprenons les sentiments moraux, intellectuels et esthétiques. Des harmonies de sons, de couleurs, de lignes, des conséquences logiques, des convenances téléologiques nous causent un plaisir qui paraît faire partie de la forme même de la représentation, et ne rien emprunter à aucune répercussion venue des parties inférieures situées au-dessous du cerveau. Les psychologues herbartiens ont distingué des sentiments qui sont dus à la *forme* sous laquelle les idées peuvent être arrangées. Une démonstration mathématique peut être aussi « élégante », et un acte de justice aussi « net » qu'un dessin ou une mélodie, bien que l'élégance et la netteté paraissent ne rien avoir de commun avec la sensation. Nous avons donc, — du moins quelques-uns d'entre nous semblent avoir, — de réelles formes *cérébrales* de plaisir et de déplaisir dont le mode de production ne s'accorde pas avec celui des émotions « grossières » que nous avons analysées. Il est bien sûr que les lecteurs que nos raisons n'ont pas encore réussi à convaincre s'empareront de cet aveu et en concluront que nous abandonnons la partie. Puisque, diront-ils, des perceptions musicales, puisque des idées logiques peuvent éveiller immédiatement une forme de sentiment émotionnel, n'est-il pas plus naturel de supposer que dans le cas des émotions étendues « plus grossières », et qui sont inspirées par des objets de nature différente, le sentiment émotionnel est également immédiat, l'expression physique ne venant que plus tard s'y ajouter ?

Pour répondre à cette objection, nous insisterons tout de suite sur ce fait que l'émotion esthétique *pure et simple*, le plaisir que nous causent certaines lignes, certaines masses, certaines combinaisons de couleurs et de sons, est un fait d'ordre absolument sensible, une sensation optique, ou auditive qui se produit en premier lieu et ne provient nullement de la répercussion d'autres sensations éveillées ailleurs consécutivement. Un plaisir secondaire peut, il est vrai, *s'ajouter* à ce plaisir premier et immédiat dans certaines sensations pures et dans leurs combinaisons harmonieuses ; ces plaisirs secondaires jouent un rôle important dans la jouissance réelle que les œuvres d'art font éprouver au grand nombre. Mais plus on a le goût *classique*, mieux on sent le peu d'importance des plaisirs secondaires comparés à ceux que donne la sensation première lorsqu'elle se produit [1]. Classi-

1. Les sensations inférieures elles-mêmes peuvent avoir cette escorte secondaire, résultat d'idées associées qui se répercutent. Une saveur peut fort bien nous remuer profondément par les fantômes de « Salles de banquet

cisme et romantisme bataillent à ce sujet. La puissance de suggestion, l'éveil de la mémoire et des associations d'idées, un mystérieux pittoresque et sombre, capable de remuer notre chair, voilà ce qui rend une œuvre d'art romantique. L'esprit classique qualifie ces effets de grossiers, les trouve de mauvais goût, et préfère la beauté nue des sensations optiques et auditives, sans ornements d'aucune sorte. A l'esprit romantique, au contraire, la beauté immédiate de ces sensations paraît sèche et maigre. Il va de soi que je n'examine pas laquelle des deux théories est la vraie ; je me borne à montrer que la distinction entre la sensation primaire de beauté, en tant que pure qualité sensible immédiatement

désertes » qu'elle évoque soudainement ; une odeur peut nous faire presque défaillir par le souvenir qu'elle suscite de « jardins qui ne sont plus que ruines, et de lieux de plaisirs qui ne sont plus que poussière ». — « Un jour d'été, dit M. Guyau, après une course dans les Pyrénées poussée jusqu'au maximum de fatigue, je rencontrai un berger et lui demandai du lait ; il alla chercher dans sa cabane, sous laquelle passait un ruisseau, un vase de lait plongé dans l'eau et maintenu à une température presque glacée : en buvant ce lait frais où toute la montagne avait mis son parfum et dont chaque gorgée savoureuse me ranimait, j'éprouvai certainement une série de sensations que le mot *agréable* est insuffisant à désigner. C'était comme une symphonie pastorale saisie par le goût au lieu de l'être par l'oreille. » (Cité par F. Paulhan, des « *Problèmes de l'Esthétique contemporaine* » (p. 63). — Comparez le dithyrambe sur le wisky du Col. R. Ingersoll, dithyrambe auquel la campagne présidentielle de 1888 donna une si grande notoriété : « Je vous envoie le plus merveilleux wisky qui ait jamais chassé les fantômes de la produite, et les émotions secondaires qui se greffent dessus, est une distinction nécessaire.

Ces émotions secondaires elles-mêmes se composent assurément, pour la plupart, d'autres sensations éveillées par le flot envahissant d'effets réflexes que l'objet de beauté suscite. Un éclair, un coup dans la poitrine, un frémissement, une respiration profonde, une agitation du cœur, un frisson dans le dos, des larmes qui viennent aux yeux, un trouble de l'hypogastre, sans parler de milliers d'autres symptômes impossibles à désigner, voilà ce que nous pouvons ressentir au moment où la beauté nous *excite*. Ces symptômes se produisent également lorsque des perceptions morales nous excitent, par exemple une situation pathétique, la magnanimité ou le courage. La voix se brise et les sanglots montent dans la poitrine qui résiste, ou bien les narines se dilatent et les doigts se crispent, tandis que le cœur bat, etc. etc.

table du festin ou peint des paysages dans le cerveau de l'homme. Ce sont les âmes mêlées du froment et du maïs. En lui vous trouverez le soleil et l'ombre qui se livrent la chasse au-dessus des champs qui ondulent, le souffle de juin, le chant de l'alouette la rosée de la nuit, l'opulence de l'été et le riche contentement de l'automne, tous dorés par une lumière intérieure. Buvez-en et vous entendrez les voix des hommes et des jeunes filles chanter le « Retour de la Moisson », mêlées aux rires d'enfants. Buvez-en et vous sentirez couler dans vos veines les aurores illuminées d'étoiles, les crépuscules rêveurs de maintes journées exquises. Pendant quarante ans, cette joie liquide a été renfermée dans de bienheureuses prisons de chêne, avide de toucher les lèvres de l'homme. »

Si donc l'on considère ces *ingrédients* des émotions délicates, non seulement ces dernières ne sont pas une exception à notre thèse, mais elles lui apportent plutôt une illustration de plus. Dans tous les cas d'exaltation intellectuelle ou morale, nous trouvons que si aucune espèce de répercussion corporelle n'accompagne la pensée de l'objet et la connaissance de sa qualité ; si nous ne sourions pas réellement d'une fine démonstration ou d'un trait d'esprit; si nous ne frissonnons pas devant un acte de justice et ne nous sentons pas émus d'un acte de magnanimité, notre état d'esprit ne peut guère être dit émotionnel. De fait il n'est rien de plus qu'une perception intellectuelle du nom qu'il faut donner à certaines choses : fines, justes, spirituelles, généreuses, et ainsi de suite. Un tel état d'esprit, purement appréciatif, doit être classé parmi les actes d'appréhension de la vérité : c'est un acte *cognitif*. De fait, cependant, les cognitions intellectuelles et morales existent bien rarement sans aucun accompagnement émotionnel. Cette table d'harmonie qu'est notre corps vibre bien plus, comme une introspection soigneuse le fera voir, que nous ne le supposons d'ordinaire. Néanmoins, lorsqu'une longue familiarité avec des effets d'une certaine classe, même esthétiques, a émoussé l'excitabilité purement émotionnelle autant qu'elle a aiguisé le goût et le jugement, nous obtenons réellement l'émotion intellectuelle, si l'on peut ainsi l'appeler, pure et sans mélange. Sèche, décolorée, sans aucun éclat, telle, en un mot, qu'elle peut exister dans l'esprit d'un critique consommé, non seulement elle se présente à nous par là même comme entièrement différente des émotions « grossières » que nous avons considérées en premier lieu, mais elle nous fait soupçonner que presque toute la différence vient de ce que la table d'harmonie, qui vibre dans un cas, reste muette dans l'autre. « Pas trop mal » peut être, chez une personne d'un goût consommé, la plus haute expression approbative. « Rien ne me choque » était, dit-on, dans la bouche de Chopin, la louange superlative d'une composition musicale. Un profane sentimental éprouverait et devrait éprouver une horreur profonde s'il était admis à pénétrer dans l'esprit d'un critique de ce genre, en voyant combien les motifs d'approbation ou de désapprobation qui y règnent sont froids, légers et humainement insignifiants. Le contenu d'un tableau tout entier disparaîtra devant l'effet produit par la place qu'il occupe sur le mur ; un jeu de mot inepte consacrera un poème; une phrase venue à propos, mais dépourvue de signification dans une composition musicale réduira à néant toute « l'expression » qui peut se trouver dans une autre.

Je me rappelle avoir vu un couple anglais rester assis plus d'une heure, un jour glacial de février, à l'Académie de Venise, devant la célèbre « Assomption » du Titien. Chassé par le froid d'une salle dans l'autre, je résolus d'aller me réchauffer au soleil le plus tôt possible, et de laisser là les tableaux. Je voulus néanmoins, avant de partir, m'approcher du couple avec respect pour apprendre de quelles formes supérieures d'émotivité il pouvait bien être doué. Tout ce que j'entendis ce fut la voix de la femme qui murmurait : « Quelle expression *suppliante* dans son visage ! Quelle *abnégation* de soi ! Comme elle se sent *indigne* de l'honneur qu'elle reçoit ! » Leurs cœurs honnêtes avaient été réchauffés tout le temps par un sentiment faux qui aurait suffi à donner la nausée au vieux Titien. Mr. Ruskin avoue quelque part (aveu terrible pour lui) que les personnes religieuses se soucient d'ordinaire fort peu des tableaux, et que, lorsqu'elles les aiment, ce sont généralement les mauvais qu'elles préfèrent aux bons. Oui ! dans tout art, dans toute science, il y a la vive perception que certaines relations sont vraies ou non, et il y a la secousse et le frisson émotionnels qui s'ensuivent. Et ce sont bien là deux choses, et non pas une seule. C'est dans la première que les experts et les maîtres se sentent chez eux. Ce qui vient ensuite ce sont les ébranlements corporels qu'ils peuvent bien ne ressentir que très faiblement, tandis que des *crétins* et des philistins chez qui le jugement critique n'existe qu'à son degré le plus infime les ressentiront dans toute leur force. Les « merveilles » de la science, objet d'une littérature populaire si considérable et si édifiante, peuvent parfaitement n'être qu'un hors-d'œuvre pour les hommes de laboratoire. La divine philosophie elle-même, que le commun des mortels regarde comme une occupation si « sublime » à cause de l'étendue de ses données et de ses horizons, pourra bien n'être pour le philosophe professionnel lui-même qu'une occasion d'arguer et de resserrer sa pensée, une affaire de « points », de cheveux coupés en quatre, d'analyses serrées et de conceptions plutôt « intensives » qu'« extensives ». Il y a là bien peu d'émotion ! à part l'effort nécessaire pour obtenir la finesse de l'attention, et ce sentiment d'aise et de soulagement qui se produit (surtout dans l'appareil respiratoire) quand les contradictions sont résolues et que pour un temps la pensée court sans obstacle. L'émotion et la cognition semblent donc dissociées jusque dans cette dernière retraite ; et le sentiment est presque entièrement absent, autant que nous pouvons en juger, des processus cérébraux, tant que ceux-ci ne demandent pas d'aide aux parties inférieures.

PAS DE CENTRES CÉRÉBRAUX SPÉCIAUX POUR L'ÉMOTION.

Si le processus nerveux sous-jacent à la conscience émotionnelle est bien ce que j'ai essayé de montrer, la physiologie du cerveau devient une affaire plus simple qu'on ne l'a supposé jusqu'ici. Les éléments de sensation, d'association et de motricité sont tout ce que l'organe requiert. Les physiologistes qui pendant les dernières années ont exploré si industrieusement les fonctions du cerveau ont limité leurs explications à ces fonctions cognitives et volitives. Ayant divisé le cerveau en centres sensoriels et moteurs, ils ont trouvé leur division exactement parallèle à celle qui résultait de l'analyse faite par la psychologie empirique des parties perceptives et volitionnelles de l'esprit dans leurs plus simples éléments. Mais on a tellement ignoré les émotions dans toutes ces recherches que si l'on avait demandé à ces investigateurs de fournir une théorie des émotions en termes cérébraux, on est en droit de supposer qu'ils auraient fait les réponses suivantes : ou bien ils auraient dit qu'ils n'avaient pas encore réfléchi au sujet, ou bien ils auraient avoué qu'ils avaient trouvé de telles difficultés à construire des hypothèses distinctes que le problème est relégué parmi ceux qui regardent l'avenir : on ne s'en occupera qu'après la solution des problèmes plus simples du présent.

Pourtant il est dès à présent certain que, de deux théories sur les émotions l'une doit être vraie. Ou bien elles ont pour siège cérébral des centres séparés et spéciaux, et qui leur seraient exclusivement réservés, ou bien elles correspondent à des processus survenant dans les centres moteurs et sensitifs déjà mentionnés, ou encore dans d'autres centres analogues encore inconnus. Si la première hypothèse est la vraie, il nous faut contredire l'opinion courante, et soutenir que l'écorce cérébrale est autre chose que la surface de « projection » de chaque partie sensitive et de chaque muscle du corps. Si c'est la seconde hypothèse qui est vraie nous aurons à demander si le processus émotionnel qui se produit dans le centre sensitif ou le centre moteur est un processus absolument particulier, ou s'il ressemble aux processus ordinaires de perception qui ont leur siège, comme on l'admet, dans ces centres. Or, si la thèse que j'ai défendue est vraie, la dernière partie de l'alternative est tout ce qu'elle exige. Supposons que le cortex contienne des parties aptes à être excitées par les modifications de chaque organe sensoriel spécial, de chaque partie de la peau, de chaque muscle, de chaque articulation et de chaque viscère, et qu'il ne contienne absolument rien d'autre, il nous reste quand même un schéma capable de représenter le processus émotionnel. Un objet tombe sur un organe sensoriel, affecte une partie corticale, et il est perçu ; ou bien cette dernière partie, excitée intérieurement, donne naissance à l'idée de cet objet. Prompts comme l'éclair, les courants réflexes descendent à travers leurs voies pré-établies, modifiant l'état des muscles, de la peau et des viscères ; et ces modifications perçues, comme l'objet original, en autant de parties du cortex, se combinent avec lui en un état de conscience et le transforment, d'un objet simplement représenté, en un objet senti émotionnellement. Nul besoin d'invoquer de nouveaux principes, aucun postulat, sauf celui des circuits réflexes ordinaires, et celui des centres locaux que tout le monde admet sous une forme ou sous une autre.

L'aptitude des émotions à revivre dans la mémoire, comme celle de toutes les sensations des sens inférieurs, est très faible. Nous pouvons nous souvenir que nous avons éprouvé du chagrin ou de l'enthousiasme, mais non pas exactement *comment* nous l'avons ressenti. Cette difficile reviviscence *idéale* est néanmoins plus que compensée, dans le cas des émotions, par une reviviscence *réelle* des plus faciles. C'est-à-dire que nous pouvons susciter non pas des souvenirs du chagrin ou de l'enthousiasme passés, mais de nouveaux chagrins et de nouveaux enthousiasmes, en évoquant une idée vive de la cause qui les a excités. La cause n'est plus maintenant qu'une idée, mais cette idée produit les mêmes irradiations organiques, ou presque les mêmes, que l'original, de telle sorte que l'émotion est de nouveau une réalité. Nous l'avons « capturée » de nouveau. La honte, l'amour et la colère, sont particulièrement propres à être ainsi revivifiées par les idées de leur objet. Le professeur Bain admet[1] que « prises strictement comme émo-

1. Dans son chapitre sur l'*Emotion Idéale*, auquel je renvoie le lecteur pour de plus amples détails sur la question.

tions, leur aptitude à renaître est au minimum; mais, toujours incorporées avec les sensations des sens supérieurs, elles partagent l'aptitude plus grande des spectacles et des sons à renaître ». Toutefois il ne fait pas observer que les spectacles et les sons revivifiés peuvent être *idéaux* sans cesser d'être distincts; tandis que l'émotion, pour être distincte, doit redevenir réelle. Le professeur Bain paraît oublier qu'une « émotion idéale » et une émotion réelle inspirée par un objet idéal sont deux choses bien différentes.

Un tempérament émotionnel, d'une part, et de l'autre une vive représentation des objets et des circonstances sont donc les conditions nécessaires et suffisantes d'une vie émotionnelle abondante. Si émotionnel que soit le tempérament, si l'imagination est pauvre, les occasions de susciter les mouvements émotionnels ne se réaliseront point, et la vie en sera d'autant plus sèche et froide. C'est là peut-être la raison pour laquelle il peut être préférable pour un penseur de n'avoir pas une trop forte jouissance de visualisation. Le cours de ses méditations en sera d'autant moins exposé à être interrompu par des émotions. On se souvient que M. Galton trouva que les membres de la Société Royale et ceux de l'Académie des Sciences en France, étaient, en ce qui concerne la force de visualisation, au-dessous de la normale. S'il m'est permis de parler de moi-même, je puis bien moins visualiser en ce moment, à l'âge de quarante-six ans, que dans mes jeunes années; et j'incline fortement à croire que l'inertie relative de ma vie émotionnelle présente, tient tout autant à ce fait qu'à la torpeur envahissante de l'âge ou à la routine d'une vie professionnelle et domestique rangée. Je dis ceci parce que de temps à autre il se produit encore chez moi comme un éclair de mon ancienne puissance de visualisation, et je remarque que le commentaire émotionnel, pour l'appeler ainsi, peut alors devenir beaucoup plus vif qu'il ne l'est d'ordinaire à présent. Le sujet de Charcot, dont nous avons rapporté le cas plus haut (p. 58 du volume anglais), se plaignait de ne pouvoir éprouver d'émotions après la disparition de ses images visuelles. La mort de sa mère, qui dans le temps, lui aurait brisé le cœur, le laissa complètement froid, et cela surtout comme il le suggère lui-même parce qu'il ne pouvait se former aucune image visuelle précise de l'événement ni de l'effet que cette perte devait avoir sur le reste de sa famille.

Il nous reste à faire une dernière remarque générale sur les émotions : *Elles s'émoussent plus rapidement par la répétition que toute autre espèce de sensation.* La cause en est non seulement dans la loi générale d' « accommodation » au stimulus que nous avons vu s'appliquer à toutes les sensations, sans exception aucune, mais aussi dans ce fait particulier que la « vague diffusive » d'effets réflexes tend toujours à se resserrer. On dirait qu'il y a là un arrangement essentiellement provisoire, permettant à des réactions précises et déterminées de se produire. Plus nous nous exerçons à une chose, moins nous employons de muscles. De même, l'idée que nous nous faisons d'un objet et notre manière d'agir à son égard se précisent d'autant plus que nous le voyons plus souvent, et le trouble organique qu'il détermine devient d'autant moindre. La première fois que nous l'avons vu, peut-être ne pouvions-nous ni agir, ni penser, et peut-être notre seule réaction était-elle la perturbation organique. Les émotions de surprise, d'étonnement ou de curiosité en étaient le résultat. Maintenant nous le regardons sans éprouver la moindre émotion [1]. Cette tendance à l'économie

1. Ces sensations que le pr Bain appelle « émotions de relativité », l'excitation causée par la nouveauté, l'étonnement, le ravissement de la liberté, la sensation du pouvoir, ne survivent guère à une répétition de l'expérience. Mais, comme le texte l'explique, et comme le dit Goethe, cité par le pr Höffding, la raison en est que « l'âme s'est élargie intérieurement sans le savoir, et que cette première sensation ne peut plus la remplir. Nous croyons avoir fait une perte ; en réalité, nous avons fait un gain. Ce que nous avons perdu en exaltation, nous l'avons gagné en accroissement intérieur. Il en est de nos sensations vierges, ajoute le pr Höffding, comme du premier souffle du nouveau-né : les poumons se dilatent, de telle sorte qu'ils ne peuvent plus jamais se vider au même degré. Nulle aspiration extérieure ne peut donner la sensation de ce premier souffle. » Sur ce sujet tout entier de l'*affaiblissement* des émotions, comparez la *Psychologie* de Höffding, VI, E, et les *Émotions et la Volonté*, de Bain, chap. IV, première partie.

dans les voies nerveuses par lesquelles nos sensations et nos idées se déchargent est la base de tout progrès sous le rapport de l'efficacité, de la promptitude et de l'habileté. Où en seraient le général, le chirurgien, le président d'une assemblée, si leurs courants nerveux descendaient dans leurs viscères, au lieu de rester parmi leurs circonvolutions cérébrales? Ce que cette loi leur fait gagner du côté de la pratique, elle le leur fait perdre, il faut l'avouer, du côté du sentiment. Pour l'homme rompu au monde et saturé d'expérience, le sentiment qui vient d'un courant de pensées libre et puissant, renversant les obstacles qu'il rencontre est la seule compensation à cette fraîcheur de sentiment qu'il éprouva jadis. Ce courant libre et puissant signifie que les voies cérébrales de l'association et de la mémoire se sont organisées de plus en plus fortement en lui, et que le stimulus est envoyé le long de ces voies dans des nerfs qui aboutissent simplement au doigt qui écrit ou à la langue qui parle [1]. Les séries d'associations *intel-*

1. M. Fr. Paulhan, dans un petit livre plein d'exactes observations de détail (*Les Phénomènes affectifs et les lois de leur apparition*. Paris, F. Alcan) me paraît plutôt exprimer le contraire de la vérité par sa formule que les émotions sont dues à une inhibition des tendances impulsives. *Une seule* espèce d'émotion, savoir le malaise, l'ennui, la *détresse*, se produit réellement lorsqu'une tendance impulsive définie est arrêtée, et tous les exemples de M. P. sont tirés de cette sorte d'émotion. Les autres émotions sont elles-mêmes des tendances impulsives primaires, d'espèce diffu-

lectuelles, les souvenirs, les relations logiques peuvent néanmoins être extrêmement volumineux. Les émotions passées peuvent être parmi les choses dont on se souvient. Plus un objet peut éveiller en nous de ces séries, plus notre connaissance de cet objet devient riche. Cette sensation cérébrale de richesse semble être elle-même une source de plaisir, peut-être même en dehors de ce sentiment de bien-être, de cette *euphoria* que nous causent de temps à autre les organes respiratoires. S'il existe vraiment une émotion purement spirituelle, je pencherais à la restreindre à cette sensation cérébrale d'abondance et d'aise, cette sensation d'activité de pensée qui ne rencontre pas d'obstacles et n'est pas trop fortement tendue, comme dirait Sir W. Hamilton. Dans les conditions ordinaires, c'est là un état de conscience plein de beauté et de sérénité, mais dépourvu d'excitation. Dans certaines intoxications, il s'accompagne d'excitation, et parfois même d'excitation intense. Je ne puis guère imaginer d'excitation plus frénétique que celle qui accompagne la conscience de voir la vérité absolue, excitation caractéristique du réveil de l'ivresse causée par le protoxyde d'azote. Le chloroforme, l'éther et l'alcool produisent tous cette sensation de

sive (impliquant, comme le dit justement M. P., *une multiplicité de phénomènes*) ; et l'émotion originale tend à disparaître exactement en proportion du nombre de ces tendances multiples qui se trouvent arrêtées et remplacées par un petit nombre de formes étroites de décharge.

claire vue de la vérité; et dans chaque cas il peut y avoir une « forte » émotion; mais cette émotion est aussi accompagnée de toutes sortes de sensations corporelles étranges et de modifications dans les sensations qui se produisent. Je ne vois pas comment affirmer que l'émotion est indépendante de ces dernières. Je concéderai pourtant que s'il y a des exemples d'émotions indépendantes, c'est dans ces transports spéculatifs qu'on pourrait les chercher.

LA GENÈSE DES DIVERSES ÉMOTIONS.

Dans une page précédente (p.p. 453-4 du volume anglais), j'ai dit qu'il y a deux questions importantes, — et deux seulement — si nous regardons les émotions comme constituées par des sensations dues à l'onde diffusive.

1° Quels effets spéciaux diffusifs excitent les diverses expériences objectives et subjectives ?

2° Comment se fait-il qu'elles les excitent ?

Tous les travaux sur la physionomie et l'expression sont des essais de réponse à la question I. Comme il est naturel, les effets produits sur le visage ont été l'objet de l'attention la plus minutieuse. Nous en avons parlé aux pages 443-7 ; le lecteur qui voudrait des détails additionnels peut se référer aux ouvrages mentionnés dans la note ci-dessous [1].

1. On trouvera dans l'ouvrage de Mantegazza, *La Physionomie et l'Expression des Sentiments* (trad. fr., Paris, F. Alcan), chap. I, une liste des ouvrages anciens sur ce sujet ; d'autres ouvrages sont cités dans le premier chapitre de Darwin. *L'Anatomie de l'Expression*, de Bell ; *La Peur*, de Mosso (trad. fr., Paris, F. Alcan) ; *La Mimique et la Physiognomonie*, de Piderit (trad. franç., Paris, F. Alcan) ; *Le Mécanisme de la Physionomie humaine*, de Duchenne, sont, outre Lange et Darwin, les ouvrages les plus utiles que

Quant à la question II, on a fait peu de progrès récents dans les réponses qu'on y a données. Deux choses sont certaines :

a) Les muscles faciaux ou de l'expression ne nous sont pas donnés simplement pour l'expression [1].

b) Chaque muscle n'est pas affecté à une seule émotion exclusivement, comme certains écrivains l'ont pensé [2].

Certains mouvements expressifs peuvent être regardés comme *des répétitions affaiblies de mouvements qui furent antérieurement* (*lorsqu'ils étaient plus forts*) *utiles au sujet*. D'autres sont également des répétitions affaiblies de mouvements qui, dans d'autres conditions, étaient des *effets physiologiques nécessaires*. On peut prendre comme exemples de ces dernières réactions les troubles respiratoires de la colère et de la peur. Ce sont pour ainsi dire des réminiscences organiques, des reflets, dans l'imagination, des souffles de l'homme accomplissant une série d'efforts combatifs, de la respiration haletante de l'être qui fuit précipitamment. C'est là du moins une suggestion de

je connaisse. Voyez aussi Sully : *Sensation et Intuition*, chap. II.

1. N'oublions pas cependant que, précisément dans la mesure où la sélection a pu jouer un rôle dans la détermination de l'organisme humain, la sélection des visages expressifs a dû augmenter la mobilité moyenne de la physionomie humaine.

2. Ç'a été en particulier l'erreur de Duchenne de Boulogne. (Note du Traducteur.)

M. Spencer qui a été généralement approuvée. C'est aussi M. Spencer qui le premier, à ma connaissance, a suggéré que les autres mouvements de la colère et de la peur pouvaient s'expliquer par l'excitation naissante d'actes primitivement utiles.

« Se trouver », dit-il, « à un faible degré dans des états psychiques tels que ceux qui accompagnent la réception des blessures, et sont ressentis pendant la fuite, c'est être dans l'état de ce que nous appelons la peur. Eprouver à un faible degré les états psychiques impliqués par les actions d'attraper, de tuer, de manger, c'est avoir les désirs d'attraper, de tuer, de manger. Que les impulsions aux actes ne soient rien de plus que les excitations naissantes des états psychiques impliqués par ces actes, cela est prouvé par le langage naturel de ces impulsions. La peur, lorsqu'elle est forte, s'exprime par des cris, par des efforts pour s'enfuir, par des palpitations, par des tremblements ; et ce sont là justement les manifestations qui accompagnent la souffrance causée réellement par le mal que l'on redoute. La passion destructive a pour symptômes une tension générale du système musculaire, le grincement des dents, l'allongement des griffes, la dilatation des yeux et des narines, et les grognements ; et ce sont là des formes affaiblies des actions qui accompagnent le meurtre de la proie. A ces évidences objectives chacun peut ajouter des évidences tirées de lui-même. Chacun peut constater que l'état psychique appelé la peur consiste en représentations mentales de certains résultats douloureux ; et que l'état appelé colère consiste en représentations mentales d'actions et d'impressions qui se produiraient si nous infligions à d'autres une souffrance quelconque [1]. »

J'aurai bientôt à en dire plus long sur la peur. En attendant ce principe de *la reviviscence sous une forme atténuée de réactions qui furent utiles lorsque les rapports avec l'objet inspirant l'émotion étaient plus violents,* a trouvé plus d'une application. Un symptôme aussi léger que le grognement ou le ricanement, l'action de découvrir les dents supérieures seules, est expliqué par Darwin comme une survivance du temps où nos ancêtres avaient de grandes canines, et les découvraient pour l'attaque (comme le font les chiens). De même le haussement des sourcils dans l'attention externe, l'action d'ouvrir la bouche dans l'étonnement proviennent, selon le même auteur, de l'utilité de ces mouvements dans des cas extrêmes. Le haussement des sourcils accompagne l'action d'ouvrir les yeux pour mieux voir ; l'action d'ouvrir la bouche accompagne celle d'écouter avec la plus grande attention et l'inspiration rapide qui précède l'effort musculaire. La dilatation des narines dans la colère s'explique, d'après Spencer, comme une réminiscence de la manière dont nos ancêtres étaient forcés de respirer, lorsque, pendant le combat,

1. *Principes de Psychologie*, I, § 213.

leur « bouche se trouvait remplie par une partie du corps d'un adversaire qu'ils avaient saisi (!) ». Mantegazza suppose que le tremblement de la peur a pour but de réchauffer le sang (!). Wundt explique la rougeur du visage par un mécanisme d'équilibre destiné à soulager le cerveau de la pression sanguine amenée par l'excitation simultanée du cœur. Ce même auteur et Darwin expliquent l'effusion des larmes par un mécanisme analogue. La contraction des muscles autour des yeux, dont l'usage primitif est d'empêcher le sang d'envahir trop fortement ces organes pendant les accès de pleurs de l'enfance, survit dans la vie adulte sous la forme du froncement des sourcils qui se produit immédiatement dès qu'une difficulté ou un ennui se présente à la pensée ou dans l'action.

« L'habitude de froncer les sourcils ayant été suivie par les petits enfants pendant d'innombrables générations, dès le début de tout accès de pleurs », dit Darwin, « elle s'est associée solidement avec la sensation naissante de quelque chose de fâcheux ou de désagréable. Aussi, dans des circonstances semblables, elle tend à se continuer pendant la maturité, sans pourtant jamais devenir un accès de pleurs. Nous commençons de bonne heure à retenir volontairement nos cris ou nos pleurs, tandis que nous ne retenons presque jamais notre froncement de sourcils [1] ».

1. Les pleurs dans l'enfance sont un symptôme presque aussi régulier de la colère qu'ils le sont du cha-

Les expirations intermittentes qui constituent le rire ont pour objet, suivant le Dr Hecker, de réagir contre l'anémie du cerveau, qu'il suppose amenée par l'action d'un stimulus joyeux ou comique sur les nerfs vaso-moteurs[1]. Le sourire est le vestige affaibli du rire. L'action de fermer étroitement la bouche dans tout effort est utile pour retenir l'air dans les poumons de manière à fixer la poitrine et à donner une solide base d'appui pour les muscles des côtés. En conséquence, nous voyons que les lèvres se compriment à la moindre résolution que

grin, ce qui expliquerait (d'après les principes de Darwin) le froncement de sourcils dans la colère. M. Spencer explique quelque part le froncement de sourcils de l'homme irrité comme venant de la survivance du plus apte, parce qu'il servait à préserver du soleil les yeux de celui qui était engagé dans un combat (!) (*Principes de Psychologie*, II, 546). Le professeur Mosso, à toute explication du froncement de sourcils tirée de son utilité pour la vision, objecte qu'il se joint, pendant l'excitation émotionnelle, à une dilatation de la pupille très défavorable à la vision distincte, et que dès lors la sélection naturelle aurait dû éliminer cette dilatation, si elle avait eu le pouvoir de fixer le froncement (*La Paura*, chap. IX, § VI). Malheureusement cet auteur de grand mérite s'exprime comme si toutes les émotions affectaient la pupille de la même manière. La peur la dilate certainement. Mais Gratiolet, cité par Darwin et d'autres, dit que les pupilles se *contractent* dans la colère. Je n'ai fait aucune observation personnelle sur ce point, et je n'ai pas lu le travail précédent de Mosso sur la pupille (Turin 1875); je dois répéter, avec Darwin, qu'il nous faut un plus grand nombre d'observations minutieuses sur ce point.

1. *Physiologie und Psychologie des Lachens und des Komischen* (Berlin, 1873) pp. 13-15.

nous prenons. La pression sanguine doit être élevée pendant l'union sexuelle ; d'où les palpitations, d'où la tendance à caresser, qui accompagnent l'émotion amoureuse sous ses formes plus faibles. On pourrait donner d'autres exemples ; mais en voilà bien assez pour montrer la portée du principe de reviviscence, sous une forme atténuée, d'une action antérieurement utile.

Un autre principe auquel Darwin ne rend peut-être pas suffisante justice peut être appelé le principe de *réaction similaire à des stimuli de sensations analogues*. Il y a un vocabulaire entier d'adjectifs descriptifs communs pour des impressions appartenant à différentes sphères sensibles. Des impressions de toute nature sont *douces*, des impressions de toute espèce sont *fécondes* ou *solides*, des sensations de toutes sortes sont *aiguës*. En conséquence Wundt et Piderit expliquent la plupart de nos réactions les plus expressives à des causes morales comme des mouvements gustatoires symboliques. Dès que se produit une expérience qui a de l'affinité avec la sensation du doux, de l'amer ou de l'aigre, les mêmes mouvements s'exécutent qui résulteraient de la saveur en question [1].

« Tous les états d'esprit que le langage désigne par les métaphores d'amer, de dur, de doux, se

1. L'explication téléologique de ces mouvements se trouve, tout d'abord, dans les efforts que la langue doit faire pour se mettre en état de mieux percevoir ou d'éviter le corps sapide (Cf. *Physiol. Psych.*, II, 423).

combinent donc avec les mouvements d'imitation correspondants de la bouche. » Assurément les émotions de dégoût et de satisfaction appartenant à différentes sphères sensibles des impressions s'expriment par une mimique de ce genre. Le dégoût est un effort naissant pour vomir dont l'expression s'arrête souvent à la grimace des lèvres et du nez ; la satisfaction s'accompagne d'un sourire de succion, ou d'un mouvement dégustatif des lèvres. Dans l'ouvrage savant mais un peu décousu de Mantegazza, il y a une tentative beaucoup moins heureuse, pour faire de l'œil et de l'oreille des sources additionnelles de réactions symboliquement expressives. Le geste ordinaire de la négation — qui consiste chez nous à mouvoir la tête sur son axe d'un côté à l'autre, — est une réaction originairement usitée par les tout petits enfants pour empêcher les choses désagréables de s'introduire dans leur bouche ; on peut l'observer parfaitement dans n'importe quelle « nursery » [1].

Actuellement, il est évoqué dans le cas où le

1. Le professeur Henle fait venir les mouvements négatifs de la tête d'une peur naissante, et fait observer combien une telle abréviation est heureuse, par exemple, dans le cas où une dame refuse un partner au bal. Le battement des mains en signe d'applaudissements est une abréviation symbolique de l'action d'embrasser. La protrusion des lèvres (der prufende Zug), qui accompagne toutes sortes d'états de doute mental vient, d'après le Dr Piderit, d'un mouvement *gustatif* que nous pouvons constater dans la bouche de quiconque juge qu'un vin est bon ou ne l'est pas.

stimulus n'est qu'une idée désagréable. De même, l'inclination de tête en signe d'affirmation est analogue à l'action de porter la nourriture à la bouche. La relation qu'il y a entre l'expression de dédain ou d'aversion morale ou sociale, particulièrement chez les femmes, et des mouvements qui ont une fonction olfactive originale parfaitement définie est trop évidente pour avoir besoin d'être commentée. Le clignement d'yeux est l'effet d'une surprise menaçante, et non pas seulement de ce qui met les yeux en danger; et l'acte de détourner les yeux pour un instant pourra fort bien être le premier symptôme de réponse à une proposition désagréable à laquelle on ne s'attendait pas. — Voilà suffisamment d'exemples de mouvements expressifs par analogie.

Mais si quelques-unes de nos réactions émotionnelles peuvent s'expliquer par les deux principes invoqués, — et le lecteur aura très bien senti combien l'explication est conjecturale et peu solide dans quelques-uns des exemples apportés — il reste bien des réactions qui ne peuvent nullement recevoir une pareille explication ; et celles-là, nous devons les regarder jusqu'à présent comme les effets purement idiopathiques du stimulus. Dans ce nombre il faut ranger les effets sur les viscères et les glandes internes, la sécheresse de la bouche, la diarrhée et la nausée de la peur, les troubles du foie qui produisent parfois la jaunisse après une rage violente, la sécrétion urinaire consécutive à l'accélération circulatoire, la contraction de la vessie dans l'appréhension, le bâillement de l'attente, le « morceau dans la gorge » du chagrin, le chatouillement dans le même endroit et l'action d'avaler qui accompagnent l'embarras, l' « anxiété précordiale » de la peur, les changements dans la pupille, les sueurs diverses de la peau, froides ou chaudes, locales ou générales, avec ses rougeurs, tout cela joint à d'autres symptômes qui existent probablement, mais sont trop cachés pour avoir été remarqués ou avoir reçu un nom. Il semblerait que même les changements dans la pression sanguine et les battements du cœur pendant l'excitation émotionnelle pourraient, au lieu d'avoir un but déterminé, n'être que des épanchements purement mécaniques ou physiologiques à travers les voies d'écoulement les plus faciles, c'est-à-dire, dans les cas ordinaires, à travers les nerfs pneumogastriques et sympathiques.

M. Spencer soutient que ce sont les *plus petits* muscles qui doivent être ces canaux; il cite la queue chez les chiens, les chats et les oiseaux, les oreilles chez les chevaux, la crête chez les perroquets, le visage et les doigts chez l'homme comme les organes qui sont mus en premier lieu par les stimuli émotionnels [1]. Ce principe (si c'en

1. *Loc. cit.* § 497. Spencer n'explique pas pourquoi les muscles faciaux du chien n'ont pas une plus grande mobilité, — ni pourquoi différents stimuli innervent ces muscles de tant de façons différentes si le principe de

est un) s'appliquerait encore plus facilement aux muscles des artères plus petites (pas exactement au cœur, cependant); et la grande variabilité des symptômes circulatoires suggérerait également qu'ils sont déterminés par des causes où l'utilité n'a rien à voir. Le battement de cœur se laisse assez facilement expliquer, il est vrai, par une habitude héréditaire, mémoire organique d'une excitation plus violente; et Darwin parle en faveur de cette opinion (voyez son *Expression,* etc., pp. 74-5). Mais, d'autre part, nous avons tant de cas de réactions qui sont indiscutablement pathologiques, pouvons-nous dire, et n'ont jamais pu nous rendre service ou provenir de ce qui nous a rendu service, que nous ne devons pas, me semble-t-il, pousser imprudemment nos explications des différents battements de cœur trop loin dans une direction téléologique. Le tremblement, qui se rencontre dans beaucoup d'excitations, outre celle de la terreur, est, n'en déplaise à M. Spencer et à M. Mantegazza, entièrement pathologique. Il en est de même des autres symptômes violents de la terreur. Le pro-

l'écoulement facile est le seul impliqué. Charles Bell expliquait le rôle spécial joué par les muscles faciaux dans l'expression en les regardant comme des *muscles accessoires de respiration* gouvernés par des nerfs qui prennent leur origine près du centre respiratoire, dans la moelle allongée. Ils sont une aide pour la *voix*, et leur fonction, comme celle de la voix, est la *communication.* (Voyez l'*anatomie de l'expression*, de Bell, — appendice par Alexander Shaw.)

fesseur Mosso résume en neuf articles son étude tout entière :

« Nous avons vu que plus le péril s'aggrave, plus les réactions positivement nuisibles à l'animal deviennent nombreuses et inefficaces. Nous avons déjà vu que le tremblement et la paralysie rendent l'animal incapable de fuir ou de se défendre; nous nous sommes également convaincus que, dans les moments les plus décisifs du danger, nous sommes moins capables de voir (ou de penser) que lorsque nous sommes tranquilles. En présence de ces faits, nous devons admettre que les phénomènes de la peur ne sauraient s'expliquer tous par la *sélection*. Dans leur degré extrême, ce sont des phénomènes morbides qui dénotent une imperfection de l'organisme. Nous pourrions presque dire que la nature n'a pas été capable de fabriquer une substance assez excitable pour composer le cerveau et la moelle épinière, et, d'autre part, telle qu'une excitation exceptionnelle ne lui ferait pas franchir, dans ses réactions, les bornes physiologiques utiles à la conservation de la créature [1]. »

Le professeur Bain avait depuis longtemps, si je ne me trompe, fait des commentaires analogues sur la peur.

M. Darwin rend compte d'un grand nombre d'expressions émotionnelles par ce qu'il appelle le principe d'antithèse. En vertu de ce principe,

1. *La Peur* (trad. fr., Paris, F. Alcan).

si un certain stimulus détermine une série de mouvements, un stimulus de sensations contraires provoquerait exactement les mouvements opposés, bien que ceux-ci puissent n'avoir par ailleurs ni utilité ni signification. C'est ainsi que Darwin explique l'expression d'impuissance, les sourcils levés, le haussement d'épaules, les bras ballants et les paumes ouvertes, comme l'antithèse des sourcils froncés, des épaules rejetées en arrière et des poings serrés de la rage, qui est l'émotion du pouvoir. Sans doute il est possible de faire entrer un certain nombre de mouvements sous cette loi; mais qu'elle exprime un principe *causal*, cela est plus que douteux. La plupart des critiques y voient la moins heureuse des spéculations de Darwin sur ce sujet.

Pour nous résumer, nous voyons la raison d'un petit nombre de réactions émotionnelles; pour d'autres, on peut deviner quelque espèce de raison possible, tandis qu'il en reste d'autres pour lesquelles nous ne pouvons même concevoir la moindre raison plausible. Ces dernières peuvent être des résultats purement mécaniques de la manière dont nos centres nerveux sont formés, réactions qui, bien qu'actuellement permanentes en nous, peuvent être appelées accidentelles, si on considère leur origine. De fait, dans un organisme aussi complexe que le système nerveux, il *doit* y avoir bien des réactions de ce genre, se produisant incidemment par rapport à d'autres réactions développées pour un but utile, mais qui elles-mêmes ne se seraient jamais développées indépendamment, quelque utilité qu'elles pussent avoir. Le mal de mer, le goût de la musique, et, à vrai dire, la vie esthétique tout entière de l'homme ont été rapportés par nous à cette origine accidentelle. Il serait ridicule de supposer qu'aucune des réactions appelées émotionnelles n'a pu se produire de cette manière *quasi*-accidentelle.

Voilà tout ce que j'ai à dire sur les émotions. Si l'on cherchait à nommer toutes les émotions particulières qui ont leur siège dans le cœur humain, il est clair que leur nombre ne trouverait sa limite que dans le vocabulaire introspectif du chercheur, chaque race d'hommes ayant trouvé des noms pour quelque nuance de sentiment que d'autres races n'ont pas distinguée. Si donc nous voulions distribuer les émotions, ainsi énumérées, en groupes, suivant leurs affinités, il est de nouveau bien clair que toutes sortes de groupements seraient possibles, selon que nous choisirions pour base tel ou tel caractère, et que tous les groupements seraient également réels et vrais. La seule question serait celle-ci : lequel de ces groupements sert mieux notre but? Le lecteur peut donc classer les émotions comme bon lui semble, — tristes ou joyeuses, sthéniques ou asthéniques, naturelles ou acquises, inspirées par des choses animées ou par des choses inanimées, formelles ou matérielles, sensuelles ou idéales, directes ou réfléchies, égoïstes ou non-égoïstes, rétrospectives, expectatives ou immédiates, ayant leur origine dans l'organisme ou dans le milieu, etc., etc. Toutes ces divisions ont été proposées. Chacune a ses mérites, et chacune rapproche des émotions que les autres séparent. Pour plus de détails, et pour d'autres plans de classification, je renvoie à l'Appendice des Émotions et la Volonté, de Bain, et aux articles de Mercier, Stanley et Read sur les Émotions, dans le *Mind,* volumes IX, X et XI. Il y a aussi dans le vol. IX, p. 421, un article dans lequel le regretté Edmond Gurney critique la thèse que je continue à défendre dans ce chapitre.

QU'EST-CE QU'UNE ÉMOTION

(Fragments d'un article du *Mind*, 1884)

Le but des pages qui suivent est de montrer que la dernière partie de l'alternative est celle qui se rapproche le plus de la vérité, et que les processus cérébraux émotionnels non seulement ressemblent aux processus sensoriels ordinaires, mais ne sont en toute vérité que des combinaisons variées de ces derniers. Le résultat principal de cette démonstration sera de simplifier nos notions relatives aux complications possibles de la physiologie cérébrale, et de nous faire voir que nous sommes dès à présent en possession d'un schéma cérébral d'applications beaucoup plus étendues que ses auteurs ne l'ont jamais soupçonné. Tel paraît être le résultat principal des arguments que je vais développer : je dois dire pourtant que ces arguments ne visaient pas tout d'abord à un tel résultat. C'est à des observations introspectives fragmentaires qu'ils sont dus, et ils formaient déjà toute une théorie, lorsque l'idée m'est venue de la simplification que cette théorie pouvait apporter à la physiologie cérébrale et en a augmenté l'importance à mes yeux.

Je dois dire avant tout que les seules émotions que je veux examiner ici sont celles qui ont une expression corporelle distincte. La plupart des lecteurs admettraient sans contestation, j'en suis sûr, qu'il existe des sensations de plaisir et de déplaisir, d'intérêt et d'excitation, liées à des opérations mentales, mais ne se traduisant par aucune expression corporelle évidente. Certaines combinaisons de sons, de lignes et de couleurs sont agréables, tandis que d'autres nous déplaisent, sans que la sensation qu'elles font naître soit assez forte pour accélérer le pouls ou la respiration, ou pour déterminer des mouvements du corps ou du visage. Il y a des suites d'idées qui nous charment autant que d'autres nous fatiguent. Trouver la solution d'un problème est un réel plaisir intellectuel; le laisser sans solution est un vrai tourment pour l'intelligence. Les exemples de la première série, sons, lignes, couleurs, sont ou bien des sensations corporelles, ou les images de ces sensations. Les exemples de la seconde série paraissent dépendre exclusivement de processus des centres d'idéation. Pris ensemble, ils semblent prouver qu'il y a des plaisirs et des douleurs inhérents à certaines formes de l'action nerveuse considérée comme telle, quelque part que cette action se produise. Pour le moment, nous laisserons entièrement de côté les cas de ce genre. Nous porterons exclusivement notre attention sur ces cas plus compliqués dans lesquels la perception des sons ou de spectacles intéressants, ou le passage d'un cortège d'idées propres à nous exciter s'accompagnent d'un certain ébranlement corporel. La surprise, la curiosité, l'exaltation, la peur, la colère, la luxure, l'avarice, et ainsi de suite, voilà les noms que prennent alors les états d'esprit du sujet. Ces troubles corporels sont dits la « manifestation » de ces diverses émotions. Elles-mêmes, si fortement caractérisées au dedans comme au dehors, peuvent être appelées émotions — *types*.

D'abord, je n'ai pas besoin de rappeler aux lecteurs de cette revue que le système nerveux de tout être vivant n'est qu'une masse de prédispositions à réagir d'une certaine manière, à certains contacts du milieu. La machine nerveuse n'est qu'un trait d'union entre des arrangements déterminés de matière en dehors du corps et des impulsions déterminées à l'inhibition ou au mouvement dans ses organes. La poule qui voit par terre un objet blanc de forme ovale ne peut pas le quitter; il faut qu'elle le couve jusqu'à ce que cet objet, transformé en une petite masse qui se meut et qui pépie, provoque de la part de son mécanisme nerveux une série d'actions toute nouvelle. L'amour de l'homme pour la femme, ou de la mère pour son petit enfant, l'horreur que nous inspirent les serpents et notre crainte des précipices peuvent être analysés de la même manière, et nous montrent comment certaines réalités extérieures déterminent fatalement des réactions mentales et corporelles très spéciales, antérieures au verdict de notre raison, souvent même en opposition directe avec ce verdict. Les travaux de Darwin et de ses successeurs commencent seulement à nous apprendre comment chaque créature spéciale est le parasite d'autres êtres spéciaux, et comment chaque créature porte la marque de ses relations spéciales imprimée sur son système nerveux.

De fait toute créature vivante est une espèce de serrure, dont les gardes et les ressorts présupposent des clefs d'une forme spéciale. Ces clefs ne font pas partie intégrante de la serrure, mais on est sûr, avec le temps, de les trouver dans le voisinage. Et quant à la serrure même, elle ne se laisse ouvrir que par sa propre clef. Un œuf n'exerce aucune espèce de fascination sur le chien de chasse ; l'oiseau ne redoute nullement le précipice ; le serpent ne ressent aucun courroux contre ses congénères ; le cerf n'a cure de la femme ou du petit enfant. On trouvera ce point de vue parfaitement développé dans le livre de Schneider : *Der thierische Wille;* c'est le seul livre qui montre avec quelle parfaite précision les actions des animaux s'adaptent d'avance au milieu spécial dans lequel ils doivent vivre.

Or, parmi ces anticipations du système nerveux, il faut, cela va de soi, ranger les émotions, en tant qu'elles peuvent être provoquées directement pai la perception de certains faits. Nul enfant qui ne soit saisi d'une vive frayeur, alors même qu'il n'aurait pas encore vu d'éléphants, si tout à coup il en voit un marcher sur lui en barrissant. Nulle femme ne peut voir sans ravissement un joli bébé tout nu ; nul homme, au sein d'un désert, ne peut voir sans excitation et sans curiosité une silhouette humaine paraître dans le lointain. J'ai dit que je ne m'occuperais de ces émotions qu'en tant qu'elles sont accompagnées de mouvements corporels d'une espèce ou de l'autre. Mais je veux montrer tout d'abord que ces mouvements corporels qui les accompagnent sont d'une portée et d'une complication beaucoup plus grandes que nous le supposons d'ordinaire.

Dans les ouvrages anciens sur l'expression, ouvrages écrits surtout au point de vue artistique, on ne considérait que ces signes d'émotion qui sont visibles du dehors. La célèbre *Anatomie de l'Expression,* de Sir Charles Bell, notait les changements dans la respiration ; et les traités de Bain et de Darwin étudièrent encore plus profondément les facteurs viscéraux impliqués, modifications dans le fonctionnement des glandes et des muscles, et dans celui de l'appareil circulatoire. Mais un Darwin lui-même n'a pas réussi à faire l'énumération complète de *toutes* les affections corporelles caractéristiques d'une émotion type quelconque. A mesure que la physiologie progresse, nous commençons à voir de mieux en mieux combien ces affections doivent être infiniment nombreuses et subtiles. Les recherches de Mosso faites avec le pléthysmographe ont montré que non seulement le cœur, mais le système circulatoire tout entier forme une espèce de table d'harmonie, que tout changement de conscience, si léger soit-il, peut faire vibrer. Presque aucune sensation ne nous arrive sans nous envoyer des courants de constriction et de dilatatio nalternatives dans les artères des bras. Les vaisseaux sanguins de l'abdomen agissent en réciprocité avec ceux des parties plus extérieures. La vessie et les intestins, les glandes de la bouche, de la gorge et de la peau, ainsi que le foie, sont, nous le savons, gravement affectés dans certaines émotions rudes ; et il n'est pas contestable qu'elles le sont passagèrement dans le cas d'émotions de nature plus légère. C'est un fait trop connu pour avoir besoin de preuve que les battements du cœur et le rythme de la respiration jouent un rôle capital dans toutes les émotions sans exception aucune. Et ce qui n'est pas moins important, mais ce que probablement on n'admettra guère tant qu'on n'y aura pas fait spécialement attention, c'est la coopération continuelle de nos muscles volontaires dans nos états émotionnels. Alors même qu'il ne se produit aucun changement dans l'attitude extérieure, leur tension interne varie de façon à s'adapter à chaque disposition et elle est sentie comme une différence de tonalité ou de tension. Dans la dépression, les muscles fléchisseurs tendent à prévaloir ; dans l'exaltation ou l'ardeur guerrière, les extenseurs dominent.

Mais si l'émotion n'est rien autre que la sensation des effets corporels réflexes de ce que nous appelons son « objet », effets dus à l'adaptation originaire du système nerveux à cet objet, nous nous trouvons immédiatement en face de cette objection : la plupart des objets d'émotion chez les hommes civilisés, sont des choses auxquelles on ne peut pas supposer, sans tomber dans le ridicule, que le système nerveux a été originairement adapté. La plupart des causes de honte et un grand nombre d'insultes sont purement conventionnelles, et varient avec le milieu social. Il en est de même de beaucoup de sujets, de crainte et de désir, et d'une foule de causes qui engendrent la mélancolie et le regret. Dans de tels cas, à tout le moins, il semble que les idées de honte, de désir, de regret, etc., etc., doivent avoir tout d'abord été liées par l'éducation et l'association à ces objets conventionnels avant qu'aucun changement corporel ait pu se produire. Et si dans ces cas, les changements corporels suivent les idées au lieu de leur donner naissance, pourquoi pas dans tous les cas ?

La discussion approfondie de ce problème nous entraînerait fort avant dans l'étude d'une esthétique purement intellectuelle. Qu'il suffise ici de quelques mots. Laissons de côté ce fait que l'argument ne distingue pas entre l'idée d'une émotion et l'émotion elle-même. Nous rappellerons seulement ce principe évolutionniste bien connu que lorsqu'un certain pouvoir s'est fixé dans un animal par suite de son utilité en vue de certains caractères du milieu, il peut très bien arriver que ce même pouvoir se trouve être utile relativement à d'autres caractères de ce même milieu qui n'ont eu à l'origine aucune influence dans la production ou la conservation de ce pouvoir. Une tendance nerveuse à la décharge se trouvant une fois établie, toutes sortes d'objets imprévus peuvent presser la détente et « faire partir » les effets ; que parmi ces objets il puisse y avoir des choses conventionnelles créées par l'homme lui-même, c'est là une question qui n'a aucune importance psychologique quelconque. Ce qu'il y a en effet de plus important dans mon milieu c'est l'homme, mon semblable. La conscience que j'ai de son attitude envers moi est la perception qui normalement ouvre la voie à la plupart de mes hontes, de mes indignations et de mes craintes. Il suffit de constater les modifications corporelles produites en nous par le simple fait de savoir que notre semblable nous observe pour se rendre compte de la sensibilité extraordinaire de cette conscience. Nul ne peut monter sur l'estrade à un meeting, avec la même innervation musculaire que lorsqu'il se promène dans sa chambre, chez lui. Personne ne peut prendre la parole à un tel meeting sans une excitation organique. La « frayeur de la scène » n'est que le degré extrême de cette conscience personnelle de soi-même, entièrement irrationnelle, que chacun éprouve dans une certaine mesure, dès qu'il sent les regards d'un certain nombre d'inconnus fixés sur lui, alors même qu'il est convaincu que leurs sentiments à son égard n'ont aucune importance pratique [1]. S'il en est ainsi, est-il surprenant que la persuasion additionnelle que l'attitude de mon semblable est un indice de ses sentiments, bons ou mauvais, à mon égard, détermine des émotions encore plus fortes? Dans les sociétés primitives, « bien » peut signifier l'acte de me donner un morceau de viande, et « mal » l'action de me donner un coup sur le crâne. Dans notre âge « cultivé », « mal » peut consister à passer près de moi dans la rue sans me saluer, et « bien » à me donner un titre d'honneur. Peu importe ce qu'est l'action en elle-même, du moment

1. Remarquons en passant que cette conscience personnelle de soi-même paraît être une affaire toute corporelle, en grande partie une conscience de notre attitude, et que, comme les autres émotions, elle réagit sur sa condition physique, et provoque des modifications dans l'attitude, — une certaine rigidité chez la plupart des hommes, mais chez les enfants un véritable accès de petites contorsions, et chez les femmes différentes poses de timidité gracieuse.

que je vois en elle une intention. C'est là la perception qui éveille l'émotion ; elle peut faire naître chez moi homme civilisé, vivant au sein d'une société artificielle, des convulsions corporelles aussi fortes que celles qu'éprouva jamais un prisonnier de guerre sauvage en apprenant que ses vainqueurs allaient le manger ou l'accepter comme membre de leur tribu.

LA BASE PHYSIQUE DE L'ÉMOTION

(*Psychological Review,* Septembre 1894.)

En 1884, le Pr Lange, de Copenhague, et l'auteur de ces lignes publièrent, indépendamment l'un de l'autre, la même théorie de la conscience émotionnelle. Celle-ci, affirmaient-ils, est l'effet des changements organiques, musculaires et viscéraux, qui constituent la prétendue « expression de l'émotion ». Elle n'est donc pas une sensation primaire, directement éveillée par l'objet ou la représentation, mais une sensation secondaire indirectement éveillée, l'effet primaire consistant dans les changements organiques en question, réflexes immédiats qui suivent la présence de l'objet.

Cette conception frappe tout d'abord par son aspect paradoxal, et il faut avouer que, somme toute, elle n'a pas obtenu l'assentiment des psychologues. Il sera peut-être intéressant pour le lecteur de trouver ici un résumé de quelques-unes des critiques les plus récentes auxquelles elle a donné lieu.

Commençons par le pr Wundt[1] qui, ne s'occupant que de la version de Lange, condamne formellement la théorie en question. Il reproche à cette explication d'être une de ces *psychologischen Scheinerklärungen* qui prennent pour accordé que la science est satisfaite lorsqu'un fait psychique a été ramené une fois pour toutes à des conditions physiologiques.

Voici ses idées sur la question : « Le résultat primaire et immédiat de la réaction de l'aperception[2] sur un contenu de conscience quelconque », ou objet, est un *Gefühl* (364). Le *Gefühl* est un processus simple et non analysable, qui correspond dans la sphère du *Gemüth* à la sensation dans la

1. *Philosophische Studien*, VI, 349 (1891).

2. Dans cet article, de même que dans la 4e édition de sa *Psychologie*, Wundt complète vaguement sa volte-face au sujet de l'aperception, qu'il décrit d'une manière obscure en termes associationnistes. « L'aperception n'est en réalité rien de séparable des effets qu'elle produit dans le contenu de la représentation. De fait, elle ne consiste que dans ses concomitants et ses effets [Une chose qui « consiste » dans ses propres concomitants !]...

...Dans chaque acte simple d'aperception, le contenu préalable tout entier de la vie consciente agit comme une sorte de force intégrale totale » (364, 365) etc. — On ne voit guère comment distinguer une pareille explication de la théorie herbartienne pure et simple, dans laquelle l'aperception n'est qu'un nom pour l'interaction des éléments nouveaux dans la conscience, interaction qui peut avoir le sentiment parmi ses résultats.

sphère de l'intellection (359). Mais les *Gefühle* ont le pouvoir de changer le cours des idées ; ils inhibent les unes et attirent les autres, suivant leur nature, et ces idées à leur tour produisent à la fois des *Gefühle* secondaires et des changements organiques. Les changements organiques à leur tour éveillent des « *sinnliche Gefühle* » additionnels qui se fondent avec les précédents et augmentent le volume de la sensation éveillée. Tout ce processus complexe est ce que Wundt appelle un *Affect* ou émotion, un état d'esprit qui, comme il le dit justement, « a ainsi le pouvoir de s'intensifier lui-même » (358-363). Je parlerai plus loin de ce que peut bien signifier le *Gefühl* primaire ainsi décrit. Wundt, en tout cas, semblerait être certain que c'est là ce qui constitue la partie essentielle de l'émotion, et que les courants venant de la périphérie ne peuvent être ses corrélatifs organiques. Accordant l'existence de ce *Gefühl,* je dirais qu'il ne peut être une émotion proprement dite, puisqu'il n'implique aucune *commotion,* et qu'il a pour cause les courants en question. Mais j'y reviendrai plus tard. La dernière partie de la critique de Wundt ne nous intéresse pas, attendu qu'elle traite exclusivement, un peu témérairement peut-être, de certaines remarques méthodologiques inspirées par l'ouvrage de Lange, appuyant fortement sur le « parallélisme » du psychique et du physique, et montrant combien il est vain de chercher dans celui-ci une explication causale du premier, comme si jamais Lange avait prétendu rien faire de semblable au sens strict du mot ! Il y a deux remarques de Wundt, cependant, qui sont plus concrètes.

L'explication que Lange donne des émotions par les effets vaso-moteurs doit être bien insuffisante, dit-il, puisqu'elle l'amène à ranger la joie et la colère dans une même classe ! A quoi je réponds, d'abord que Lange a donné beaucoup trop d'importance au facteur vaso-moteur dans ses explications, et ensuite qu'il a commis une erreur matérielle lorsqu'il a regardé la congestion du visage comme le trait caractéristique de la colère, car lorsque cette passion est à son paroxysme, on devient presque toujours pâle (c'est là un fait que l'expression « pâle de colère » nous indique). En second lieu, dit Wundt, comment se fait-il que si un certain stimulus cause réellement l'expression émotionnelle par ses simples effets réflexes, un autre stimulus presque identique ne produise rien de semblable si ses effets mentaux ne sont pas les mêmes ? (335). La motivation mentale est la chose essentielle dans la production de l'émotion, que l'« objet » soit ce qu'il voudra.

Cette objection revient, sous une forme ou sous une autre, dans toutes les critiques qui ont paru. « Ce n'est pas l'objet pur et simple comme tel qui détermine les effets physiques », écrit M. D. Irons, dans un article récent [1] qui produirait assurément

1. *La théorie de l'émotion du p^r James*, *Mind*, p. 78, 1894

beaucoup d'impression s'il était écrit d'une manière plus populaire, « mais c'est le sentiment subjectif que l'on éprouve envers l'objet... Une classe émotionnelle n'est rien d'objectif ; chaque sujet classifie sous ce rapport pour lui-même dans une large mesure, et, là même, le temps et les circonstances produisent des changements et rendent la stabilité impossible..... *Si je n'étais pas effrayé, l'objet ne serait pas un objet de terreur* » (page 84).

Le Dr W.-L. Worcester, dans un article[1], écrit dans un style à la fois très simple et très propre à frapper les esprits, dit : « Ni l'acte de courir, ni aucun autre des symptômes de la crainte énumérés par William James ne résulte nécessairement du fait de voir un ours. Un ours enchaîné ou en cage peut n'exciter que des sentiments de curiosité, et un chasseur bien armé pourrait n'avoir que du plaisir à la rencontre d'un ours en liberté dans les bois. Ce n'est donc pas la vue de l'ours qui détermine les mouvements de la peur. Nous ne fuyons pas l'ours tant que nous ne le supposons pas capable de nous faire du mal. Pourquoi l'appréhension d'être mangés, par exemple, mettrait-elle les muscles de nos jambes en mouvement ? Le « sens commun » dirait probablement que c'est parce que nous ne voulons pas être mangés ; mais, suivant le pr James, la raison pour laquelle nous ne voulons

1. *Observations sur quelques points de la Psychologie de James*, II. *L'Émotion*. Le « Monist », vol. III, p. 285 (1893).

pas être mangés est que nous prenons la fuite » (287).

Rien de plus aisé que de répondre à ces objections si l'on veut bien se souvenir de la puissance de l'association en psychologie. Les « objets » sont assurément ce qui donne tout d'abord naissance aux mouvements réflexes instinctifs. Mais au fur et à mesure de l'expérience, ils prennent leur place d'éléments dans des « situations »[1] totales, et les suggestions de celles-ci peuvent déterminer des mouvements d'une nature entièrement différente. Aussitôt qu'un objet nous est ainsi devenu familier et suggestif, ses conséquences émotionnelles, *dans n'importe quelle théorie de l'émotion,* doivent résulter plutôt de la situation totale qu'il suggère que de sa présence pure et simple. Mais quelle que soit notre réaction contre l'ensemble des éléments, elle est en définitive une réaction instinctive contre celui des éléments qui nous frappe pour le moment comme étant le plus important. Le même ours peut nous exciter, soit au combat, soit à la fuite, suivant que l'idée prépondérante qu'il suggère est que c'est lui qui va nous tuer ou que c'est nous qui allons le tuer. Mais, dans tous les cas, la question suivante reste toujours : « L'excitation émotionnelle qui suit l'idée, la suit-elle immédiatement, ou seulement

1. Dans ma nomenclature, c'est la situation totale qui est l' « objet » sur lequel s'exerce la réaction du sujet.

d'une manière secondaire, et comme une conséquence de la « vague diffusive » des impulsions produites ? »

Le Dr Worcester trouve quelque chose d'absurde dans la notion même d'actes, qui constituent une émotion par les états de conscience qu'ils éveillent. « Et les actes volontaires »? dit-il. « Si je vois qu'une averse va tomber, et que je me mette à courir pour chercher un abri, l'émotion est évidemment du même genre; bien que peut-être moins intense, que dans le cas de l'homme qui fuit l'ours. Suivant le pr James, je crains d'être mouillé parce que je m'enfuis; mais supposons qu'au lieu de m'enfuir j'entre dans une boutique et achète un parapluie, l'émotion est toujours la même : je crains d'être mouillé. Par conséquent, autant que je puis le voir, la peur dans ce cas, consiste dans l'acte d'acheter un parapluie. De la même manière la peur de la faim pourrait consister dans l'acte d'accumuler des provisions; la peur de la pauvreté, dans l'acte de remuer de la boue avec une pelle à raison d'un dollar par jour, et ainsi de suite. De même, la colère peut être associée à une foule d'actions tout autres que celle de frapper. La colère que firent éprouver à Shylock les insultes d'Antonio déterminèrent Shylock à prêter de l'argent à ce dernier. Est-ce que la colère..... a consisté dans l'acte de prêter de l'argent » ? (291). Il me semble que toute la force des objections de ce genre consiste dans la brièveté hasardeuse des expressions dont on se sert. J'avoue que j'ai moi-même donné le mauvais exemple de cette brièveté quand j'ai écrit : « Nous sommes effrayés parce que nous nous enfuyons. » Pourtant qu'on veuille bien donner au mot « s'enfuir » la signification qu'il doit avoir, c'est-à-dire qu'on le prenne pour désigner une foule d'autres mouvements qui se produisent en nous, et parmi lesquels les mouvements viscéraux invisibles paraissent de beaucoup les plus essentiels ; qu'on veuille bien également distinguer entre divers degrés d'émotions que nous désignons par un seul nom, et notre théorie est de nouveau sur pied. La « crainte » d'être mouillé n'est pas la même crainte que la peur d'un ours. Elle peut se limiter à la précision du désagrément d'être mouillé ou d'avoir ses habits endommagés, et ceci peut nous porter soit à une fuite délibérée, soit à l'action d'acheter un parapluie, sans que l'excitation émotionnelle proprement dite dépasse son minimum. Quelle que soit la peur, dans un cas semblable, elle n'est pas constituée par l'acte volontaire. Il n'y a que les détails du cas particulier qui puissent nous informer s'il s'agit simplement, comme nous venons de le suggérer, d'une simple vision idéale de sensations désagréables, ou si cette crainte va plus loin et implique aussi des sensations de changements organiques réflexes. Mais dans l'un et l'autre cas, notre théorie couvre tous les faits.

Le Dr Worcester et M. Irons sont tous les deux

frappés de cette variabilité dans les symptômes d'une émotion donnée quelconque ; et, regardant l'émotion elle-même comme constante, ils considèrent que des symptômes aussi inconstants ne peuvent être sa cause. Le Dr Worcester remarque finement que les actions qui accompagnent l'émotion tendent à devenir semblables en proportion de leur intensité. Une joie excessive fait pleurer; la pâleur et le tremblement accompagnent un espoir intense tout aussi bien qu'une peur extrême, etc. Mais, répondrai-je, est-ce que les sensations du sujet ne tendent pas aussi à devenir semblables, si on les considère en elles-mêmes séparées de leurs différents contextes intellectuels? Ma théorie maintient que tel devrait être le cas; et les souvenirs que j'ai d'émotions excessives semblent plutôt confirmer qu'infirmer cette opinion.

Dans l'ouvrage très remarquable du Dr Lehmann *Die Hauptgesetze des Menschlichen Gefühlslebens*[1], on parle longuement de la théorie de Lange; et, en particulier, cette même prétendue identité de l'émotion au milieu de symptômes organiques si variables semble frapper le critique comme un fait inconciliable avec la vérité de la théorie. L'émotion devrait différer avec les symptômes, si ce sont ces derniers qui *font* l'émotion ; tandis que si nous la regardons comme essentiellement constituée par une sensation mentale primaire, sa constance au

1. Leipzig, 1892.

milieu de symptômes variables devient beaucoup moins difficile à comprendre (p. 120). Le Dr Lehmann admet pourtant qu'une *certaine* instabilité dans l'état mental lui-même résulte de la variabilité des symptômes ; mais il met en contraste le faible degré de cette instabilité dans le cas d'émotions « motivées », lorsque notre disposition résulte d'un état mental reconnu, et le degré considérable qu'elle atteint lorsque l'émotion n'est pas « motivée », par exemple lorsqu'elle est produite par des intoxicants (alcool, haschich, opium) ou par une maladie cérébrale, et se transforme dans son contraire avec les changements des états vaso-moteurs et autres états organiques. Je dois dire que je ne regarde pas cet argument comme fatal à la théorie de Lange et à la mienne tant que nous sommes dans une ignorance aussi réelle de la vraie nature des variations subjectives de nos émotions. Une observation plus exacte, à la fois introspective et symptomatique, pourrait fort bien nous montrer dans les émotions « motivées » elles-mêmes la somme d'instabilité que demande la théorie.

M. Irons m'accuse de me contredire quand j'admets que les symptômes de la même émotion varient d'un homme à l'autre, bien qu'ils soient eux-mêmes la cause de l'émotion. Comment, demande-t-il, une émotion définie quelconque peut-elle exister en de pareilles circonstances, et que nous reste-t-il pour unifier des concepts comme la colère ou la peur ? (p. 82) La réponse toute naturelle est que les variations corporelles se renferment dans certaines limites, et que les symptômes des colères et des peurs d'hommes différents conservent encore une ressemblance *fonctionnelle* suffisante à tout le moins, au milieu de leur diversité, pour que nous soyons conduits à leur donner des noms identiques.

M. Irons trouve fort difficile de croire que les états émotionnels de l'esprit, la connaissance d'un objet et l'émotion qu'il cause, différents comme ils le sont, peuvent être dus à des processus nerveux similaires, c'est-à-dire à des courants venant de la périphérie, comme ma théorie le suppose. « Comment », demande-t-il, « un processus perceptif en lui-même peut-il répandre une chaleur émotionnelle sur la froide intellectualité d'un autre? Si les perceptions peuvent avoir cette chaleur, pourquoi celle-ci appartient-elle exclusivement à la perception d'un trouble organique? (85). Je réponds d'abord qu'elle n'appartient pas exclusivement à la perception d'un trouble organique, car elle accompagne tous les sens les plus élevés lorsque des objets « esthétiques » les excitent. Et je réponds ensuite qu'alors même que des troubles viscéraux excités secondairement seraient les seuls objets ayant de la chaleur, je ne verrais aucune difficulté à accepter le fait. — L'auteur insiste ensuite très fortement sur la différence vitale entre les états d'esprit réceptifs, et les états d'esprit réactifs et il considère que la théorie en discussion enlève toute raison de faire cette distinction. Ce qu'il dit du contraste intérieur est excellent. Il appelle « attitude de sentiment » « feeling-attitude » la classe entière des réactions du moi, dont les expériences que nous appelons émotions sont une espèce. Il distingue finement l'attitude « de sentiment » du plaisir et de la douleur simples, et j'admets complètement cette distinction. La ligne de direction dans l'attitude de sentiment va du moi à l'extérieur, dit-il, tandis que celle du plaisir et de la douleur simples (et aussi de la perception et de l'idéation) va de l'objet au moi. Il est impossible d'éprouver du plaisir et de la douleur *vers* un objet; et le langage ordinaire distingue finement entre éprouver de la peine et avoir en conséquence de mauvais sentiments envers quelqu'un. Ces attitudes de sentiment sont en nombre presque indéfini ; certaines d'entre elles doivent toujours intervenir entre la cognition et l'action, et lorsque nous sommes dans ces attitudes, nous sentons tout notre être remué (93-96). Sans aucun doute, il faut reconnaître que toute théorie de la physiologie de l'émotion qui ne s'accorderait pas avec la possibilité de ce contraste vigoureux à l'intérieur de la conscience serait par là même condamnée. Mais où prenons-nous le droit d'affirmer que la sensibilité viscérale et musculaire ne peut pas déterminer la direction du moi vers l'extérieur, si les sens les plus élevés (pris d'une manière large, et avec leurs suites idéationnelles), déterminent la direction de l'objet vers le moi? Nous suivons, il est vrai, une analogie naturelle[1] quand nous disons (comme Fouillée ne cesse de le répéter dans ses ouvrages sur les idées-forces, et comme Ladd semblerait l'impliquer dans sa Psychologie récente) que la première direction, dans la conscience, devrait avoir pour intermédiaires les courants nerveux efférents, et la seconde les courants afférents. Mais cette analogie n'est-elle pas une pure imagination superficielle, que la réflexion nous montre n'être nullement fondée sur aucune connaissance existante de ce que de tels courants peuvent ou ne peuvent pas produire? Sûrement nous connaissons trop peu de la relation psycho-physique pour avoir le droit d'affirmer que la similarité de direction de deux courants physiques ne leur permet pas de produire un certain contraste intérieur.

Le Dr Worcester et M. Irons insistent tous les deux sur ce fait que la conscience d'un trouble corporel, prise en elle-même, et en dehors de sa combinaison avec la conscience d'un objet excitant, n'est nullement émotionnelle. « Le rire et le sanglot, par exemple », écrit le premier, « sont des mouvements spasmodiques des muscles de la respiration, et ne diffèrent pas d'une manière bien frappante du hoquet ; et l'on ne voit pas très bien pourquoi la conscience des deux premiers est ordinairement sentie comme une forte excitation émotionnelle, tandis qu'il n'en est pas de même pour le dernier... L'action de trembler de froid, par exemple, est un mouvement du même genre que celui qui peut se produire dans une frayeur violente, mais il ne nous fait pas éprouver de frayeur. Le rire excité chez les enfants et les personnes sensitives par le chatouillement n'est pas nécessairement accompagné de sensations gaies. L'acte de vomir peut accompagner un dégoût extrême, comme il peut se produire sans la moindre trace de cette émotion » (289). Il faut admettre les faits ; mais dans aucun de ces cas, où un changement organique donne naissance à une simple perception corporelle locale, la reproduction d'une vague diffusive émotionnelle n'est complète. On ne tient pas compte des facteurs viscéraux, si difficiles à localiser, et pourtant il semble bien que ce soient les plus importants de tous. J'ai dit que lorsque ces derniers s'ajoutent au reste, par l'action d'une cause interne quelconque, nous *avons* l'émotion, et qu'alors le sujet est saisi d'une peur, d'un chagrin ou d'une rage (suivant le cas) sans objet, ou pathologique. M. Irons n'accepte pas cette interprétation. Les symptômes corporels, dit-il, lorsqu'ils sont ressentis ne constituent pas ici l'émotion. Dans le cas de la crainte, ils constituent plutôt l'objet dont nous avons peur. C'est eux que nous craignons, à cause de leurs mauvaises conséquences inconnues ou indéfinies. Dans le cas de la rage morbide, suggère-t-il, les mouvements ne sont probablement pas l'expression d'une vraie rage intérieure, mais seulement des tentatives frénétiques pour se débarrasser d'une souffrance interne, tentatives qui pour l'observateur présentent les apparences de la rage (80). Ces interprétations sont ingénieuses; c'est au lecteur de décider ce qu'il doit en penser. Quant à moi, j'avoue qu'elles ne sauraient me faire abandonner ma propre hypothèse [1].

MM. Irons et Wundt (peut-être aussi Baldwin et

1. M. Irons dit ailleurs « qu'un objet, si on le présente soudainement à notre vue, peut causer une frayeur intense. Qu'on vienne à le reconnaître pour un objet familier, la frayeur peut disparaître instantanément, et tandis que la disposition mentale a changé, au moins pendant un temps parfaitement appréciable, tous les effets corporels du premier état sont présents » (86). Présents quelque temps pendant leur phase de disparition, oui certes ; mais alors l'émotion a-t-elle « disparu instantanément » ? Je dirais plutôt qu'il y a alors un état émotionnel très mélangé, dans lequel quelque chose de la frayeur qui s'en va se mêle à la joie du soulagement qui arrive. Pour nous autres civilisés, l'expérience probablement la plus fréquente à ce sujet est le cas où nous nous éveillons d'un cauchemar. Dans les cas de ce genre, l'horreur que j'éprouve est composée en grande partie d'une sensation extrêmement forte, mais indescriptible, dans ma poitrine et dans tous mes muscles, particulièrement dans ceux des jambes. Il me semble que mes jambes ont été bouillies au point qu'elles se mettent en morceaux, ou qu'elles se décomposent intérieurement de quelque autre manière. Cette sensation s'en va lentement, et jusqu'à ce qu'elle ait disparu, l'horreur est toujours présente, bien que je jouisse déjà du soulagement incomplet provenant de la certitude que ce n'était là qu'un cauchemar, et que l'horreur va disparaître. Il serait bien à souhaiter qu'un grand nombre de personnes fissent des observations de ce genre, car l'idiosyncrasie individuelle peut être grande.

Sully, qui n'acceptent ni l'un ni l'autre la théorie en discussion, mais dont je ne puis me procurer les ouvrages à l'endroit où j'écris, de sorte qu'il m'est impossible de vérifier l'exactitude de mon impression) pensent que la théorie implique forcément des conséquences fâcheuses au point de vue philosophique. Irons, par exemple, dit qu'elle appartient à une psychologie où le sentiment ne peut avoir de place, parce qu'elle ignore le moi et son unité, etc. (92). Dans mon opinion, la théorie n'implique absolument aucune conséquence philosophique d'un caractère général. Elle postule (ce que probablement tout le monde postule) qu'il doit y avoir un processus de quelque espèce dans les centres nerveux pour l'émotion, et elle soutient simplement que ce processus consiste en des courants afférents. Elle s'appuie, pour le faire, non pas sur des raisons théoriques générales, mais uniquement sur les apparences introspectives.

Les qualités objectives que la perception nous fait connaître sont considérées par les psychologues comme des résultats de la sensation. Lorsque ces qualités nous font éprouver du plaisir ou de la douleur, nous disons que les sensations ont un caractère affectif (a tone of feeling). Que ce caractère soit dû à une pure forme du processus dans le nerf du sens, comme certains auteurs (par exemple, M. Marshall) le pensent, ou à des nerfs spécifiques additionnels, comme d'autres (le Dr Nichols entre autres) le croient, cela importe peu. Le plaisir ou le déplaisir semblent adhérer immédiatement à la qualité sensible elle-même. Ils se fondent dans notre conscience totale. Mais outre ce plaisir ou cette douleur du contenu, *qui semblent dus dans tous les cas à des courants afférents,* nous pouvons éprouver aussi un accès d'excitation générale, que Wundt, Lehmann et d'autres écrivains allemands appellent un « Affect », et c'est là ce que j'ai toujours voulu entendre par le mot « émotion ». Or, lorsque j'ai cherché moi-même à découvrir de quelle étoffe mentale ces accès sont constitués, il m'a toujours semblé que c'étaient des sensations additionnelles souvent difficiles à décrire, mais ordinairement faciles à identifier, et localisées dans diverses parties de mon organisme. Je ne puis rien distinguer de plus que ces sensations, sauf le « contenu objectif » (pris au sens large, et de manière à comprendre les jugements tout aussi bien que leurs éléments), joint au plaisir ou au désagrément qui donnent une teinte au contenu[1].

1. Le désagrément est une affection très faible, nullement drastique ou étreignante *in se* quel qu'en soit le contenu objectif, exception faite pour la douleur physique localisée proprement dite. Ici la sensation paraît être d'une intensité considérable en elle-même, en dehors de toute excitation émotionnelle secondaire. Mais je crois que même dans ce cas il faut distinguer entre la conscience primaire de la *qualité intrinsèque* de la douleur, et la conscience de son degré *d'intolérabilité*, qui est chose secondaire et paraît liée avec des irradiations organiques réflexes. Ayant eu moi-même à subir récemment une petite opération chirurgicale, j'ai pu vérifier une fois de plus que ce n'est pas le

Ces sensations organiques étant vraisemblablement dues elles-mêmes à des courants afférents, il en résulte que ma conscience tout entière (quels que soient ses contrastes intérieurs) *me paraît avoir ceux-ci pour intermédiaires extérieurs.*

Voilà, à grands traits, toute ma théorie, qui telle que je la comprends, est la chose la moins prétentieuse du monde.

Il se peut, après tout, que la différence entre la théorie et les vues de ces critiques soit insignifiante. Wundt admet des sensations tertiaires, dues à des troubles organiques, qui doivent fusionne avec les sensations primaires et les sensations secondaires avant que nous puissions avoir un

simple *volume* d'une douleur qui la rend le plus insupportable. Une douleur franche, définie et bien localisée peut être très violente et très forte sans mettre à bout notre force d'endurance. Mais il y a des douleurs que nous sentons faibles et d'un petit volume intrinsèque, et qui néanmoins ont quelque chose de si délétère et de si contraire à la nature que nous ne saurions consentir à les supporter. Notre être tout entier se refuse à les souffrir. Ces douleurs produisent en nous des contractions involontaires, la nausée, l'évanouissement et la peur. Pour une émotion de ce genre ajoutée à la douleur elle-même il n'y a pas de nom spécial en anglais. Le p^r^ Münsterberg a distingué entre le *Schmerz* « contenu » original de la conscience et l'*Unlust* dû à des réactions ainsi provoquées ; et avant la publication de son essai, je me rappelle avoir entendu le Dr D. P. Miller et le Dr Nichols soutenir dans une conversation que la douleur peut toujours devenir intolérable en raison des irradiations réflexes que l'objet qui la cause peut provoquer. Le plus faible *Gemüthsvorgänge* peut donc ainsi s'expliquer dans ma théorie.

« Affect ». Lehmann écrit : Les faits nous obligent à concéder aux sensations organiques et aux tonalités de sensations qui y sont liées une participation essentielle dans l'émotion (wesentliche Bedeutung für die Affecte) (p. 115) ; et le pr Ladd admet également que la pure et simple qualité des émotions vient des répercussions organiques qu'elles impliquent. Jusqu'à présent, nous sommes donc tous d'accord ; et l'on peut admettre, pour nous servir du langage même du Dr Worcester, que la théorie attaquée « contient une vérité importante » et même que ses auteurs « ont rendu un service réel à la psychologie » (p. 295). D'où vient alors une aussi forte opposition ? Lorsque les critiques disent que la théorie contredit encore leur conscience (Worcester, p. 288) veulent-ils dire que l'introspection leur fait connaître une partie de l'excitation émotionnelle qu'il est psycho-physiquement impossible aux courants afférents de produire ? Ou bien veulent-ils dire simplement que cette partie que l'introspection peut *localiser* dans le corps est si petite que, lorsqu'on en a fait abstraction, il reste une masse énorme d'émotion non localisable ? Bien que M. Irons déclare adopter la première de ces interprétations, la seule à laquelle il soit prudent de se ranger est assurément la dernière ; et ici, naturellement, chacun s'en rapportera à sa propre conscience. Pour ma part, je ne nierai jamais qu'il puisse y avoir de grandes différences parmi les individus en ce qui concerne leur aptitude à localiser les divers éléments de leur excitation organique lorsqu'ils éprouvent une émotion. Je suis même prêt à admettre que le *Gefühlston* primaire peut varier énormément sous le rapport de la distinction chez les différents hommes. Mais, parlant pour mon propre compte, je suis forcé de dire que les seules sensations que je sois incapable de localiser plus ou moins bien dans mon corps sont des plus faibles, et, pour ainsi dire, platoniques. Je reconnais, néanmoins, qu'elles existent hypothétiquement sous forme d'émotions « subtiles » et dans le charme ou le désagrément simples et intrinsèques des sensations, images et processus mentaux particuliers, là où nulle excitation organique évidente n'est éveillée [1].

Du moment que tel est le cas, il me semble presque que la question soit devenue une simple question de mots. A quelle espèce de sensation le *mot* « émotion » convient-il mieux, — à la sensation

1. M. Irons soutient qu'en admettant des formes « subtiles » d'émotion j'abandonne entièrement la partie (88, 89); et le Dr Lehmann se lance dans une argumentation laborieuse pour prouver (contre Lange et contre moi-même, affirme-t-il), qu'il faut reconnaître l'existence de la sensation primaire, comme accompagnement possible de n'importe quelle sensation (§§ 157-164). De telles objections sont une complète *ignoratio elenchi*, adressée à quelque théorie imaginaire avec laquelle la mienne propre, — du moins telle que je la comprends, — n'a rien à faire, la seule chose que j'aie jamais soutenue étant la dépendance de *l'accès émotionnel* ou *affect* par rapport aux courants afférents.

organique qui donne le caractère pur et simple de commotion à l'excitation, ou bien à ce plaisir ou déplaisir plus primitif dans l'objet, ou dans la pensée de l'objet, auquel la commotion et l'excitation n'appartiennent pas ? J'ai moi-même pris pour accordé sans discussion que le mot « émotion » signifiait la sensation pure et simple d'excitation, que les émotions spéciales étaient les noms de sensations spéciales d'excitation, et non pas de sensations faibles qui peuvent demeurer quand l'excitation a disparu. Il paraît néanmoins qu'en faisant ce postulat j'ai compté sans quelques-uns de mes hôtes.

La discussion du Dr Worcester à la fin de son article devient presque exclusivement verbale. Tout plaisir et toute douleur, dit-il, qu'ils soient primaires, appartenant aux sens plus élevés et aux produits intellectuels, ou secondaires et organiques, doivent être appelés « émotion »[1]. Le plaisir ou la douleur ressuscités en idée, en tant que distincts du plaisir et de la douleur sensuels et

1. « L'essence de l'émotion est le plaisir de la douleur », ajoute-t-il. C'est là une doctrine psychologique banale, mais, quelle que soit la théorie qu'on adopte sur le siège de l'émotion, elle me paraît une des faussetés les plus artificielles et les plus pédantes de celles qui défigurent notre science. On pourrait tout aussi bien dire que l'essence de la couleur prismatique est le plaisir et la peine. Il y a des nuances et des degrés infinis dans les diverses excitations émotionnelles, qui sont aussi distinctes que le sont les sensations de couleur, et dont on serait fort embarrassé de dire si elles sont agréables ou désagréables.

vivants, sont — d'après lui, — ce qu'on entend par émotion, « au sens ordinaire du mot » (297); et il donne des exemples :

« Supposons que j'aie pris une dose d'un vomitif et que je fasse la grimace. Personne, je suppose, ne niera que le déplaisir ne gise dans le goût qui est désagréable, et non dans la distorsion des traits. Supposons maintenant que je renouvelle la dose, et que ma face prenne une expression semblable, par anticipation à celle qu'elle avait lorsque j'ai pris la première dose. Comment cela se fait-il ? Si je puis m'en rapporter à ma conscience, c'est parce que la vive reproduction dans ma mémoire d'un goût désagréable est elle-même désagréable... Si tel est le fait, quoi de plus naturel qu'elle excite la même sorte de mouvements associés que ceux qui ont été excités par la sensation originale? Je ne puis pas donner un air plus vraisemblable à cette proposition, que ma *répugnance* à répéter la dose est due à mes mouvements involontaires, qu'à cette autre, que le désagrément que j'ai éprouvé en prenant la première dose était dû à des mouvements semblables qui se sont produits alors... j'ai de la peine à croire qu'un homme qui consultera sa conscience dise que la raison pour laquelle il *aime* le goût de l'orange est que le fait de la prendre le force à rire ou à sourire. Il aime l'orange parce qu'elle a bon goût, et il regrette de la perdre pour la même raison » (Ibid.).

Acceptant la description du Dr Worcester, je

remarque immédiatement que le goût désagréable du vomitif et le goût agréable de l'orange sont dus à des courants nerveux afférents, — du moins dans les cas qu'il choisit, — et la sensation des mouvements involontaires également; de sorte que de quelque manière que nous désignions les phénomènes, ils rentrent sans peine dans ma théorie. La seule question qui reste est celle de savoir ce que doivent comprendre les mots *répugnance* et *aimer,* que j'ai soulignés, mais sur lesquels le Dr Worcester n'a pas appuyé dans sa description. Désignent-ils une troisième espèce d'affection, qui ne serait pas due à des courants afférents, et qui viendrait se placer entre les sensations du goût et les réactions ainsi provoquées? Ou bien sont-ils un nom pour ce qui, lorsqu'on l'examine attentivement, vient se résoudre en des réactions encore plus délicates? Personnellement j'incline vers cette dernière hypothèse, mais l'esprit dans lequel est écrit l'article de mon critique m'oblige à lui prêter cette opinion, non seulement que le goût et le dégoût doivent être une troisième espèce d'affection nullement fondée sur les courants afférents, mais encore qu'ils forment les éléments distinctifs de l'état d'esprit « émotionnel ».

La discussion tout entière se concentre ici sur un seul point. Laissons aux lexicographes le soin de décider à quels éléments appartient le mot « émotion » ; car nous ne nous occupons que des faits et la question de fait est désormais des plus simples. Devons-nous (quel que soit le vocable adopté) admettre comme élément important dans l'état d'esprit émotionnel quelque chose de distinct à la fois de la tonalité feeling-tone de sensation intrinsèque de l'objet, et de celle des réactions suscitées, — élément dont le « goût » et le « dégoût » mentionnés plus haut seraient des types, mais pour lequel on peut trouver d'autres noms dans d'autres cas ? La croyance qu'un élément de ce genre existe, et existe dans un degré vital, est indubitablement présente dans l'esprit de tous ceux qui rejettent la théorie discutée. Le Dr Worcester regrette à bon droit l'impasse où l'on se trouve quand l'introspection d'un homme contredit ainsi celle d'un autre (288), et demande un arbitre d'une espèce plus objective. Est il possible d'en trouver un ? J'essaierai maintenant de montrer qu'on l'a peut-être trouvé, et que les récentes observations du Dr Sollier sur les sujets complètement anesthésiés montrent que, chez quelques personnes au moins, le prétendu élément mental d'une troisième espèce peut n'exister, — si même il existe — que dans une quantité qui échappe à l'appréciation.

Dans mon article original, j'avais invoqué des cas d'anesthésie complète et admis que si l'on pouvait trouver un sujet qui, anesthésié intérieurement et extérieurement, pourrait néanmoins éprouver une émotion, ma théorie s'écroulait. J'avais cité les cas dont j'avais connaissance au moment où j'écrivais, et j'avais admis que, selon les apparences, ils militaient contre ma théorie; mais j'avais essayé de sauver cette dernière en distinguant entre la réaction objective que fait le patient et la sensation subjective qu'elle lui donne. Depuis lors un grand nombre de cas d'anesthésie généralisée ont été publiés ; mais malheureusement on ne s'est pas placé au point de vue convenable pour interroger les sujets. La fameuse « théorie » était inconnue des docteurs qui ont rapporté les faits. Cependant deux cas de ce genre, décrits par le Dr Berkley, de Baltimore [1], sont cités par le Dr Worcester qui, dans sa réfutation, les donne d'ailleurs « pour ce qu'ils valent » (p. 294). La première malade était une Anglaise, qui avait entièrement perdu les sens de la douleur, du froid, du chaud, de la pression et de l'équilibre, de l'odorat, du goût et de la vue. Les sens du toucher et de la position n'étaient pas complètement disparus, mais gravement altérés, et elle pouvait entendre un peu. Quant aux sensations viscérales, elle n'avait pas eu faim ou soif depuis deux ans, mais elle était avertie par la sensation du besoin d'évacuer. Elle rit à une plaisanterie, montre du chagrin, de la honte, de la surprise, de la peur et de la répulsion. Le Dr Berkley écrit ce qui suit au Dr Worcester : « Mon impression personnelle, résultant de l'observation de la malade, est que toutes les sensibilités mentales émotionnelles sont présentes, un peu moins vives

1. *Brain*, part. IV, 1891.

seulement que dans l'état normal, et que les émotions sont à peu près naturelles, nullement froides ni dépourvues de passion. »

Le second cas était celui d'une femme russe qui avait perdu complètement la sensibilité cutanée, et presque complètement la sensibilité musculaire. La vue, l'odorat, l'ouïe, restaient; on ne dit rien de la sensation viscérale (dans la citation du Dr Worcester). Elle montrait de la colère et de l'amusement, et pas la moindre apathie.

Ce cas est manifestement décrit d'une manière trop incomplète pour pouvoir servir; et dans le précédent, on remarquera que certains degrés de sensibilité viscérale et musculaire persistaient. Comme la sensibilité viscérale et la sensibilité musculaire paraissent les plus importantes au point de vue émotionnel, la malade peut très bien avoir éprouvé de l'émotion. Le Dr Berkley parle néanmoins de son « apathie », et l'on remarquera qu'il croit ses émotions « moins vives que dans l'état normal ».

Chez le sujet du Dr Sollier, l'anesthésie était beaucoup plus complète, et le patient fut examiné expressément pour étudier les rapports de l'émotion et de la sensibilité organique. De plus, le Dr Sollier expérimenta sur deux autres sujets chez qui l'anesthésie fut provoquée artificiellement par suggestion hypnotique. Le cas spontané était un homme de quarante-quatre ans; les cas hypnotiques étaient des femmes de constitution hystérique [1]. Chez l'homme, l'état d'anesthésie est tel qu'en ce moment toute surface, cutanée et muqueuse, paraît absolument insensible. Le sens musculaire est totalement aboli; les sensations de faim et de satiété n'existent pas; les besoins d'évacuer ne sont pas sentis, le goût et l'odorat ont disparu, la vue est grandement affaiblie; seule, l'ouïe est à peu près normale. Les réflexes cutanés et tendineux manquent. La physionomie est sans expression; la parole est difficile; l'appareil musculaire tout entier est à demi-paralysé, de telle sorte que la locomotion est à peu près impossible.

« Je sais », dit ce malade, que j'ai un cœur, mais je ne le sens pas battre, excepté en de rares occasions et très faiblement. » (Voir le reste de l'article dans la Revue philosophique.)

Dans les expériences hypnotiques, le Dr Sollier a provoqué chez ses sujets parfois l'anesthésie viscérale et parfois l'anesthésie périphérique, quelquefois même toutes les deux ensemble. Il a enregistré les réactions organiques (au moyen du pneumographe, etc.) autant que faire se pouvait, et les a comparées avec celles qui se produisent dans le même sujet, quand une idée capable d'exciter une émotion était suggérée, d'abord dans l'état anesthésique, puis dans l'état normal. Enfin, il a

1. L'article, intitulé: *Recherches sur les rapports de la sensibilité et de l'émotion* se trouve dans la Revue philosophique de Mars 1894. (Paris, F. Alcan.)

interrogé le sujet relativement aux impressions qu'elle avait reçues. Pour les résultats détaillés, le lecteur devra se reporter à l'article original en question. Je mentionnerai seulement ci-après ceux qui me paraissent les plus importants :

1) L'anesthésie périphérique complète abolit entièrement la puissance motrice. En même temps, les membres deviennent froids, parfois même bleus (247).

2) Quand l'anesthésie viscérale s'y ajoute, la malade dit qu'il lui semble n'être plus vivante (*ibid*).

3) Dans l'état d'anesthésie totale, elle n'éprouve aucune sorte d'émotion, quand on lui suggère des hallucinations et des illusions qui l'émeuvent fortement au contraire dès que la sensibilité est rétablie. Dans un état d'anesthésie moins complète, elle dit parfois qu'elle ne ressent pas cette même émotion, mais une espèce de coup dans la tête ou dans l'estomac au moment où elle reçoit l'idée émotionnante (250, 254).

4) Quand l'anesthésie est seulement périphérique, l'émotion se produit avec sa force à peu près normale.

5) Quand l'anesthésie est seulement viscérale, l'émotion est abolie presque aussi complètement que dans le cas de l'anesthésie totale, de sorte que l'émotion dépend presque exclusivement des sensations viscérales (258).

6) Il y a parfois une réaction motrice très faible qui apparaît sur le pneumographe dans l'anesthésie viscérale, lorsqu'on suggère une idée capable d'exciter (figures 2, 7 *bis*), mais M. Sollier pense (pour des raisons d'un ordre hautement spéculatif) que, dans l'absence complète *d'émotivité*, les réactions viscérales elles-mêmes ne se produisent pas (265).

Le lecteur peut voir que les résultats expérimentaux de M. Sollier vont, en somme, plus loin même que « ma théorie » ne l'a jamais demandé. Avec la sensibilité viscérale, non seulement les formes d'émotions « plus fortes », mais même les formes d'émotions « subtiles » disparaissent. Il faut donc admettre qu'il y a des personnes chez qui la somme de prétendue sensation qui ne serait pas due à des courants afférents est une quantité négligeable. Nous ne devons pas perdre de vue, cela va de soi, que les expériences faites par la méthode de « suggestion » sont sujettes à caution. De plus, nous devons nous souvenir que l'absence d'émotivité chez le premier sujet (homme) peut avoir été un résultat, parallèle à l'anesthésie, de ses lésions nerveuses, et non l'effet pur et simple de l'anesthésie. Pourtant si de nombreux cas semblables à celui du Dr Sollier pouvaient être découverts par d'autres observateurs, je pense que la théorie du professeur Lange et la mienne ne devrait plus être traitée comme une hérésie, et pourrait devenir la croyance orthodoxe. Cette partie, — si elle existe,

— de la sensation émotionnelle qui n'est pas d'origine afférente devrait être regardée comme insignifiante, et le nom d' « émotion » devrait pouvoir désigner l'excitation organique comme le caractère distinctif de l'état.

TABLE DES MATIÈRES

654777 - Mai 2016
Achevé d'imprimer par

1livre.com
du rêve à la réalité !

www.ingramcontent.com/pod-product-compliance
Lightning Source LLC
LaVergne TN
LVHW050818061126
851857LV00012B/868
* 9 7 8 2 2 9 6 0 0 8 9 3 9 *